荣 获

◎ 第七届统战系统出版社优秀图书奖

◎ 入选原国家新闻出版广电总局、全国老龄工作委员会
办公室首届向全国老年人推荐优秀出版物名单

◎ 入选全国图书馆2013年度好书推选名单

◎ 入选农家书屋重点出版物推荐目录（2015年、2016年）

名医与您谈疾病丛书

冠心病
（第三版）

学术顾问◎钟南山　陈灏珠　郭应禄　王陇德
　　　　　葛均波　张雁灵　陆林

总　主　编◎吴少祯

执行总主编◎夏术阶　李广智

顾　　　问◎陈灏珠

名誉主编◎胡大一　葛均波

主　　编◎李广智　王毅

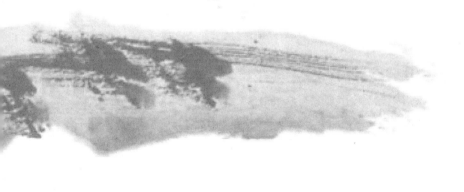

中国健康传媒集团
中国医药科技出版社

内 容 提 要

　　冠心病是危害人类健康的"第一杀手",居人口死亡原因的第一位,关心、了解和预防冠心病关系到每一个人,尤其是每一位中老年人的健康与幸福。本书以问答的形式对冠心病的常识、病因、症状、诊断、治疗、预防保健六个方面的知识进行了阐述。

　　本书内容深入浅出,通俗易懂,适合冠心病患者及其家属阅读,也可供医务人员参考。

图书在版编目（CIP）数据

　　冠心病 / 李广智,王毅主编 . —3 版 . —北京:中国医药科技出版社,2021.1
（名医与您谈疾病丛书）

　　ISBN 978-7-5214-2033-3

　　Ⅰ.①冠… Ⅱ.①李…②王… Ⅲ.①冠心病—防治—问题解答 Ⅳ.① R541.4-44

　　中国版本图书馆 CIP 数据核字（2020）第 183883 号

美术编辑　陈君杞
版式设计　南博文化

出版　**中国健康传媒集团** | 中国医药科技出版社
地址　北京市海淀区文慧园北路甲 22 号
邮编　100082
电话　发行:010-62227427　邮购:010-62236938
网址　www.cmstp.com
规格　710×1000mm $^1/_{16}$
印张　14 $^1/_4$
字数　229 千字
初版　2009 年 4 月第 1 版
版次　2021 年 1 月第 3 版
印次　2023 年 7 月第 4 次印刷
印刷　三河市万龙印装有限公司
经销　全国各地新华书店
书号　ISBN 978-7-5214-2033-3
定价　**39.00 元**

获取新书信息、投稿、为图书纠错,请扫码联系我们。

《名医与您谈疾病丛书》

编委会

《冠心病》
编委会

顾　　问　陈灏珠

名誉主编　胡大一　葛均波

主　　编　李广智　王　毅

副主编　王吉云　林祎雯

编　　委　（按姓氏笔画排序）

马志敏　王　翔　王松坡

王淑敏　毛　莉　方　宏

史春志　朱利民　杨文艺

陈　喆　陈伟新　周　俊

徐　浩　徐梦丹

出版者的话

党的十八大以来，以习近平同志为核心的党中央把"健康中国"上升为国家战略。十九大报告明确提出"实施健康中国战略"，把人民健康放在优先发展的战略地位，并连续出台了多个文件和方案，《"健康中国2030"规划纲要》中就明确提出，要加大健康教育力度，普及健康科学知识，提高全民健康素养。而提高全民健康素养，有效防治疾病，有赖于知识先导策略，《名医与您谈疾病丛书》的再版，顺应时代潮流，切合民众需求，是响应和践行国家健康发展战略——普及健康科普知识的一次有益尝试，也是健康事业发展中社会治理"大处方"中的一张有效"小处方"。

本次出版是丛书的第三版，丛书前两版出版后，受到广大读者的热烈欢迎，并获得多项省部级奖项。随着新技术的不断发展，许多观念也在不断更新，丛书有必要与时俱进地更新完善。本次修订，精选了44种常见慢性病（有些属于新增病种），病种涉及神经系统疾病、呼吸系统疾病、消化系统疾病、心血管系统疾病、内分泌系统疾病、泌尿系统疾病、皮肤病、风湿类疾病、口腔疾病、精神心理疾病、妇科疾病和男科疾病等，分别从疾病常识、病因、症状表现、诊断与鉴别诊断、治疗和预防保健等方面，进行全方位的解读；写作形式上采用老百姓最喜欢的问答形式，活泼轻松，直击老百姓最关心的健康问题，全面关注患者的需求和疑问；既适用于患者及其家属全面了解疾病，也可供医务工作者向患者介绍病情和相关防治措施。

　　本丛书的编者队伍专业权威，主编都长期活跃在临床一线，其中不乏学科带头人等重量级名家担任主编，七位医学院士及专家（钟南山、陈灏珠、郭应禄、王陇德、葛均波、陆林、张雁灵）担任丛书的学术顾问，确保丛书内容的权威性、专业性和前沿性。本丛书的出版不仅是全体患者的福音，更是推动健康教育事业的有力举措。

　　本丛书立足于对疾病和健康知识的宣传、普及和推广工作，目的是使老百姓全面了解和掌握预防疾病、科学生活的相关知识和技能，希望丛书的出版对于提升全民健康素养，有效防治疾病，起到积极的推动作用。

中国医药科技出版社

2020年6月

再版前言

心脏性猝死的发生很突然，但是绝大多数是有征兆的，可发生于多种心脏病，但最多见的就是冠心病，其中很大一部分是急性心肌梗死，大部分虽无新发生的心肌梗死，但有冠状动脉狭窄，而冠心病、高血压、高血脂、肥胖、糖尿病、吸烟、饮酒、高龄等都是常见的心脏性猝死危险因素。

冠心病是危害人类健康的一个主要的非传染性疾病。就全球范围而言，近半个世纪以来心血管病已成为威胁人类生命和健康的"第一杀手"，而冠心病是其中最重要的"罪魁"。

心脏性猝死一旦发生，常需要紧急的心肺复苏及电除颤，4分钟之内抢救成功率可达50%。然而，据统计95%的心脏性猝死发生在医院外，心肺复苏成功率极低。心脏性猝死在给人民健康造成巨大危害的同时，也给社会造成了巨大的经济损失，目前已成为社会高度关注的公共健康问题。

可以告慰的是，冠心病是可防可治的。《健康中国行动（2019—2030年）》的目标：到2022年和2030年，心脑血管疾病死亡率分别下降到209.7/10万及以下和190.7/10万及以下。倡导加强学习掌握心脑血管疾病发病初期正确的自救措施及紧急就医指导。要抓住4小时的黄金抢救时间窗，接受静脉溶栓治疗，可大幅降低致死率和致残率。

鉴于心血管病防治的需要，上海市心血管病研究所、首都医科大学心血管病研究所、复旦大学附属中山医院心内科、首都医科大学附属同仁医院心脏中心，早在2009年就组织了20多位临床第一线的心内科专家编写了《名医与您谈疾病丛书》中的《冠心病》（第一版）。一经出版，该书就受到市场的热捧，并于2009年获"第七届统战系统出版社优秀图书"奖。此后，该书又入选新闻出版总署2010~2011年度、2011~2012年度《农家书屋重点出版物推荐目录》。2013年，《冠心病》第二版再度获得了读者的一致好评，入选"全国图书馆2013年度好书推选"名单，及原国家新闻出版广电总局、原全国老龄工作委员会办公室联合评选的"首届向全国老年人推荐优秀出版物"名单。

此次再版，是《冠心病》的第三版。2020年，冠心病的防治理论，又有了长足的发展。特别是《中国心血管病健康和疾病报告2019》重点指出："心肌梗死与焦虑抑郁比例升高的关系也在提示着我们，对于某些心血管疾病的治疗不仅要针对治疗躯体疾病，还要给予精神上的关注，要做到'双心'的治疗。"重度抑郁症是心脏病的危险因素，INTERHEART研究发现，我国急性心肌梗死患者抑郁患病率为21.7%，明显高于对照组（10.4%）。因此，第三版除了更新其他内容外，特意增加了心理保健的内容，并在附录一中编写了相关专题文章。

本书编写过程中，承蒙中国著名的心内科专家、中国工程院院士、上海市心血管病研究所名誉所长、复旦大学附属中山医院心内科教授陈灏珠教授的指导，并亲笔撰写了大量文章。感谢首都医科大学心血管病研究所所长、北京大学心脏中心主任胡大一教授，中国工程院院士、上海市心血管病研究所所长、复旦大学附属中山医院心内科主任葛均波教授的指导和写作。感谢上海市第一人民医院心内科王毅博士、教授组织了众多专家并撰写了大量的文章。感谢首都医科大学附属北京同仁医院心血管中心王吉云教授组织了同仁医院众多作者参与编写。感谢深圳市孙逸仙心血管医院重症医学科主任陈伟新教授参与编写。感谢资深医学编辑、《家庭用药》杂志编辑部主任林祎雯组织了专家审读了第三版的内容。衷心感谢每一位编写者。

本书的出版，得到了中国医药科技出版社的大力支持，特表衷心感谢。

本书中所涉及的药物，因存在个体差异和需要对病情做准确诊断，读者不要自行使用。读者在用药前一定要咨询心脏专科医生，在医生的指导下用药。

李广智

2020年9月29日

"世界心脏日"

目录

常识篇

你知道心脏在身体的什么位置吗? ………………………… 2

心脏是什么样子的? ………………………… 2

心脏不停地跳动有什么意义? ………………………… 3

你知道心脏的工作量有多大吗? ………………………… 3

心脏跳动由谁指挥? ………………………… 4

心脏本身是如何得到血液供应的? ………………………… 5

冠状动脉在心脏上是怎样分布的? ………………………… 6

什么叫侧支循环? ………………………… 7

什么是动脉粥样硬化? ………………………… 7

什么是冠心病? ………………………… 8

冠状动脉粥样硬化对人体造成哪些危害? ………………………… 9

冠心病在全球的危害有多大? ………………………… 10

冠心病在我国的发病情况如何? ………………………… 11

冠心病包括哪几种类型? ………………………… 11

什么是心绞痛? ………………………… 13

心绞痛与冠心病是什么关系? ………………………… 14

其他疾病也可有类似心绞痛的症状吗? ………………………… 14

1

什么是无症状性心肌缺血？ ·· 16

什么是微血管性心绞痛，和X综合征是一回事吗？ ················· 17

心脏神经症是什么病？ ·· 17

什么是心肌梗死？ ··· 18

根据心电图的表现，心肌梗死分为哪两种类型？ ·················· 19

急性心肌梗死有哪些诱发因素？ ······································· 20

心绞痛或心肌梗死，什么时间最容易发生？ ······················· 21

心绞痛或心肌梗死的发生与气候和季节有关吗？ ·················· 21

病 因 篇

动脉硬化是由什么原因引起的？ ······································· 24

冠心病是什么原因引起的呢？ ·· 25

高脂血症和冠心病发病有何关系？ ···································· 25

高血压与冠心病的发病有关吗？ ······································· 26

为什么说吸烟是冠心病发病的危险因素？ ··························· 27

为什么说A型性格易引发高血压？ ····································· 28

A型性格有哪些主要特征？ ·· 29

为什么说A型性格是导致冠心病的危险因素之一？ ················ 30

A型性格是通过何种机制引起冠心病的呢，是不是可以纠正？ ····· 30

脉压很大说明什么？ ··· 31

怎样判断肥胖，有标准吗？ ··· 31

肥胖的人容易得冠心病吗？ ··· 32

为什么糖尿病患者易患冠心病？ ······································· 33

糖尿病患者患了冠心病有何特点？ ···································· 34

什么是代谢综合征，与冠心病有关系吗？ ··························· 35

男女在患冠心病的危险性上有区别吗？ ······························ 35

冠心病的发病与年龄有关系吗？ …………………………………… 36

为什么说吸烟是冠心病发病的危险因素？ ………………………… 37

体力活动少易患冠心病吗？ ………………………………………… 37

微量元素与冠心病的发病有关系吗？ ……………………………… 38

尿酸水平和冠心病有关吗？ ………………………………………… 40

牙周疾病与冠心病关系如何？ ……………………………………… 41

饮酒与冠心病有什么关系？ ………………………………………… 42

饮食与冠心病的发病有关系吗？ …………………………………… 43

同型半胱氨酸和冠心病有关吗？ …………………………………… 44

睡眠呼吸暂停综合征与冠心病有关吗？ …………………………… 44

血小板在冠心病的发生中扮演了什么样的角色？ ………………… 45

中医学对冠心病的病因病机是如何认识的？ ……………………… 46

症 状 篇

隐匿型或无症状型冠心病有哪些临床特点？ ……………………… 50

心绞痛发作时疼痛有哪些典型表现？ ……………………………… 50

心绞痛患者除有胸痛的症状外，还可出现其他症状吗？ ………… 51

心绞痛是如何分型的？ ……………………………………………… 51

心绞痛为什么活动时容易发作？ …………………………………… 52

稳定型心绞痛的发作是否有规律？ ………………………………… 52

劳力性心绞痛的分级标准是什么？ ………………………………… 52

变异型心绞痛发作时临床表现有何特点？ ………………………… 53

什么是不稳定型心绞痛？ …………………………………………… 53

什么叫作急性冠脉综合征？ ………………………………………… 54

什么叫慢性心肌缺血综合征？ ……………………………………… 54

冠心病会出现心律失常吗？ ………………………………………… 54

冠心病会引起心脏瓣膜病变吗？ …………………………… 55

冠心病会导致心力衰竭吗？ ………………………………… 55

冠心病能引起患者精神情绪障碍吗？ ……………………… 55

如何识别急性心肌梗死的先兆症状？ ……………………… 56

什么情况下考虑发生了急性心肌梗死而不是心绞痛？ …… 57

急性心肌梗死时的胸痛有何特点？ ………………………… 57

急性心肌梗死早期血压是否会升高？ ……………………… 58

急性心肌梗死时有哪些全身症状？ ………………………… 58

急性心肌梗死可有哪些严重的并发症？ …………………… 59

急性心肌梗死合并心力衰竭时有哪些表现？ ……………… 60

为什么急性心肌梗死发病部位不同，临床表现也不相同？ ………… 60

急性心肌梗死时在哪些情况下易出现心脏破裂？ ………… 60

急性心肌梗死患者心脏破裂前有何先兆？ ………………… 61

左室游离壁破裂有何临床特征？ …………………………… 61

右心室梗死的常见临床表现有什么？ ……………………… 62

冠心病会导致猝死吗？ ……………………………………… 62

诊 断 篇

哪些常用手段有助于诊断冠心病？ ………………………… 64

无症状型冠心病怎么检查？ ………………………………… 65

心绞痛发作时的心电图是什么样的？ ……………………… 66

变异型心绞痛发作时心电图有何特点？ …………………… 66

单靠心电图能诊断冠心病吗？ ……………………………… 66

什么是心电图的运动试验，包括哪些方法？ ……………… 67

二级梯运动试验的方法及阳性评定标准是什么？ ………… 67

如何进行活动平板运动试验？ ……………………………… 68

进行活动平板运动试验应注意什么？ …………………………………… 69

如何判定活动平板运动试验是否阳性？ ………………………………… 69

怎样进行蹬车运动试验？ ………………………………………………… 69

心电图的运动试验可有哪些并发症？ …………………………………… 69

哪些患者不能做心电图的运动试验？ …………………………………… 70

运动试验能判断冠心病程度吗？ ………………………………………… 70

什么是动态心电图，与普通心电图相比有哪些优、缺点？ ………… 70

如何提高心绞痛心电图检查的阳性率？ ………………………………… 71

急性心肌梗死的心电图是什么样的？ …………………………………… 71

什么叫心肌梗死心电图的动态演变？ …………………………………… 71

单纯靠心电图能诊断急性心肌梗死吗？ ………………………………… 72

为何入院后医生需要反复多次做心电图检查？ ………………………… 72

心脏同位素检查是怎么回事？ …………………………………………… 73

心脏同位素检查在诊断心肌缺血方面的优、缺点是什么？ ………… 74

什么是超声心动图或心脏超声检查？ …………………………………… 74

超声心动图检查对冠心病的诊断有什么作用？ ………………………… 75

为什么有的患者要做负荷超声心动图检查？ …………………………… 75

负荷超声心动图检查的禁忌证是什么？ ………………………………… 76

医生在怀疑心肌梗死后为什么需要抽血化验，要化验哪些指标？ …… 76

急性心肌梗死时血清酶是怎样动态变化的，有什么意义？ ………… 77

急性心肌梗死患者查血清心肌酶时应注意什么？ ……………………… 78

为什么要测定血清肌钙蛋白？ …………………………………………… 78

血清肌钙蛋白与其他生化指标比较有什么优点？ ……………………… 78

治疗篇

冠心病可以治愈吗？ ……………………………………………………… 82

冠心病的治疗方法有哪些? …………………………………………… 82

哪些药物能用来治疗冠心病? ………………………………………… 83

心绞痛发作时应如何进行家庭急救处理? …………………………… 84

心绞痛发作时，硝酸甘油为什么要舌下含化而不是整片吞服? …… 85

舌下含化硝酸甘油后应注意什么? …………………………………… 85

在心绞痛治疗中如何做到合理用药，预防

　硝酸甘油耐药性的产生? …………………………………………… 86

什么是抗血栓治疗，常用的药物包括哪些? ………………………… 87

冠心病患者为什么要使用阿司匹林? ………………………………… 88

为何主张应用小剂量阿司匹林治疗冠心病? ………………………… 88

抗血小板治疗要长期坚持吗? ………………………………………… 88

氯吡格雷和阿司匹林有何不同? ……………………………………… 89

哪些冠心病患者应当服用氯吡格雷? ………………………………… 89

P2Y12受体抑制剂是什么类型的抗血小板药物? …………………… 90

什么是血小板糖蛋白Ⅱb/Ⅲa受体拮抗剂? ………………………… 90

哪些冠心病患者应当接受血小板糖蛋白Ⅱb/Ⅲa受体拮抗剂? …… 91

什么是低分子量肝素? ………………………………………………… 91

为什么冠心病患者要服用他汀类降脂药? …………………………… 92

血脂异常患者血脂正常了，还要服用降脂药吗? …………………… 92

服用他汀类降脂药要注意些什么? …………………………………… 93

PCSK9抑制剂是降脂药吗? …………………………………………… 94

β受体阻滞剂在冠心病治疗中有什么作用? ………………………… 95

使用β受体阻滞剂时需要注意哪些问题? …………………………… 96

钙通道阻滞剂（CCB）为什么能治疗心绞痛? ……………………… 96

哪些冠心病患者需要使用钙通道阻滞剂? …………………………… 97

为什么冠心病患者不宜服用短效硝苯地平? ………………………… 98

曲美他嗪为什么能治疗心绞痛? ……………………………………… 98

心肌梗死患者为什么要及早服用血管紧张素转化酶抑制剂？ ……… 98

如何治疗变异型心绞痛？ …………………………………… 99

变异型心绞痛在治疗过程中为什么要慎用 β 受体阻滞剂？ ……… 100

如何治疗微血管性心绞痛？ ………………………………… 100

心血管神经症怎么治疗？ …………………………………… 101

冠心病治疗药物每天什么时候服比较好？ ………………… 101

急性心肌梗死可以治疗吗，有哪些措施？ ………………… 102

发生了急性心肌梗死，家人或周围的人怎样进行急救？ ………… 102

为什么强调急性心肌梗死要尽早治疗？ …………………… 103

如何配合医生做好急性心肌梗死的治疗？ ………………… 104

发生急性心肌梗死的患者什么时候可以下床活动？ …………… 105

急性心肌梗死需要采取止痛措施吗？ ……………………… 105

什么是急性心肌梗死的溶栓治疗？ ………………………… 106

急性心肌梗死发病后多长时间内适合溶栓？ ……………… 106

急性心肌梗死溶栓治疗的常用药物及方法是什么？ ………… 107

急性心肌梗死溶栓治疗的适应证是什么？ ………………… 108

急性心肌梗死溶栓治疗的禁忌证是什么？ ………………… 108

溶栓治疗后冠状动脉再通的临床指征是什么？ …………… 109

急性心肌梗死溶栓治疗有哪些并发症？ …………………… 109

药物溶栓的效果如何？ ……………………………………… 109

溶栓治疗后怎样防止冠状动脉再次发生闭塞？ …………… 110

急性心肌梗死并发心律失常如何治疗？ …………………… 111

急性心肌梗死并发休克如何治疗？ ………………………… 111

急性心肌梗死并发心力衰竭如何治疗？ …………………… 112

右室梗死在治疗上有哪些注意事项？ ……………………… 113

目前无创冠状动脉显像能替代冠状动脉造影吗？ ………… 113

什么是冠状动脉的介入治疗？ ……………………………… 113

目前常用冠状动脉的介入治疗有哪些措施？ ……………… 114

冠状动脉的介入治疗常见并发症有哪些？ …………………… 114

什么叫经皮冠状动脉腔内成形术，哪些患者需要

　做冠状动脉腔内成形术？ …………………………… 114

什么是冠状动脉内支架植入术，哪些患者需要

　在冠状动脉内放支架？ ……………………………… 115

冠状动脉内放入的支架是什么样的，目前有哪些类型？ ………… 115

什么是药物涂层支架，与普通支架相比疗效如何？ ………… 115

支架可以完全吸收吗？ …………………………………… 116

冠状动脉内放入的支架会脱落吗，一段时间后需要取出吗？ ……… 116

何谓经皮冠状动脉内斑块旋切术？斑块切除了还要植入支架吗？ … 116

何谓经皮冠状动脉内斑块旋磨术？斑块磨掉了还要植入支架吗？ … 117

何为血栓抽吸术？血栓抽出来了还要植入支架吗？ ………… 117

球囊扩张或支架植入后为什么会发生再狭窄？ ……………… 118

怎样判断冠状动脉介入治疗后发生了再狭窄？ ……………… 118

成功接受冠状动脉介入性治疗后还需要继续冠心病的药物治疗吗？ … 118

成功接受冠状动脉介入性治疗后多久要去复查冠脉造影？ ………… 118

如果发生了冠状动脉内的再狭窄怎么办？ …………………… 119

什么是主动脉内球囊反搏，哪些患者需要接受

　主动脉内球囊反搏治疗？ …………………………… 119

什么是漂浮导管，哪些患者需要接受漂浮导管检查？ ………… 119

发生急性心肌梗死后，溶栓治疗和冠状动脉

　介入治疗哪一个更好？ ……………………………… 119

已经做了溶栓治疗还需要做冠状动脉介入治疗吗？ ………… 120

什么是冠脉旁路移植术？ …………………………………… 121

什么类型的冠心病患者适于冠状动脉旁路移植术？ ………… 121

什么是影响冠脉旁路移植术成功率的高危因素，

　应该做什么术前准备？ ……………………………… 121

如何选择做冠脉介入手术还是旁路移植手术？ ……………… 122

支架植入术后可以做磁共振吗？ …………………………… 122

成功接受冠状动脉旁路移植术后还需要继续冠心病的治疗吗？ …… 123

干细胞移植治疗冠心病的前景如何？ …………………… 123

中医学对心绞痛是如何辨证施治的？ …………………… 123

中医学对急性心肌梗死是如何辨证施治的？ …………… 125

中医学治疗冠心病的常用方法有哪些？ ………………… 125

常用于治疗冠心病的中药有哪些，其药理作用如何？ ……… 127

如何矫正Ａ型行为？ ……………………………………… 128

怎样选用药物治疗Ａ型性格伴焦虑和抑郁？ …………… 128

预防保健篇

为什么要强调冠心病的预防，其意义在哪里？ ………… 132

什么是冠心病的一级预防，包括哪些内容？ …………… 132

什么是冠心病的二级预防？ ……………………………… 135

什么是冠心病二级预防中的ABCDE？ ………………… 136

少年儿童会得动脉粥样硬化吗？ ………………………… 137

如何从儿童期开始预防冠心病的发生？ ………………… 137

如何早期发现冠心病？ …………………………………… 138

硝酸甘油是否可以作为预防性用药？ …………………… 138

小剂量阿司匹林可以预防冠心病吗？ …………………… 139

老年人怎样科学安排一天的生活以预防冠心病？ ……… 139

结合我国国情，怎样从饮食方面进行冠心病的预防？ ……… 140

哪些食物可以降血脂？ …………………………………… 141

肥胖需要治疗吗，怎样科学地减肥和控制体重？ ……… 142

怎样戒烟成功率高？ ……………………………………… 144

服用降压药要注意什么？ ………………………………… 145

为什么糖尿病是冠心病的"等危症"？ …………………… 148

冠心病患者怎样制定适合自己的体育锻炼计划？ ………… 149

怎样预防冠状动脉介入治疗后再狭窄的发生？ …………… 150

心肌梗死后采取什么措施防止再梗死的发生？ …………… 151

怎样预防发生冠心病猝死？ …………………………… 151

一旦发生心脏性猝死应该如何抢救？ ……………………… 153

我国冠心病防治工作中面临哪些问题？ ………………… 154

冠心病是经济发展的必然产物吗？ ……………………… 155

冠心病患者日常生活应注意什么？ ……………………… 156

如果得了冠心病，家人应该怎么办？ ……………………… 156

为什么冠心病患者身边要准备急救药盒？ ………………… 157

怎样制作冠心病患者的应急保健卡？ ……………………… 158

冠心病患者的血压降到多少比较合适？ ………………… 158

冠心病患者血脂降到多少才算合理？ ……………………… 158

冠心病患者可以进行体育锻炼吗？ ……………………… 159

体育锻炼对冠心病患者有哪些好处？ ……………………… 160

冠心病患者参加体育锻炼前需要做哪些准备工作？ ……… 160

冠心病患者适合参加哪些体育锻炼项目？ ………………… 161

冠心病患者如何制定合理的锻炼计划？ ………………… 161

冠心病患者合理膳食有哪些原则？ ……………………… 162

多不饱和脂肪酸含量高的食物有哪些？ ………………… 163

为什么冠心病患者要避免饱餐？ ………………………… 164

喝红酒能预防和治疗冠心病吗？ ………………………… 165

饮茶能预防和治疗冠心病吗？ …………………………… 166

冠心病患者应忌食或少食哪些食品？ ……………………… 166

要鼓励冠心病患者多吃哪些食物？ ……………………… 168

为什么植物油也不能多吃？ …………………………… 169

为什么冠心病患者要少吃盐？ ································· 169

豆制品吃得越多越好吗？ ····································· 170

冠心病患者可以吃蛋类吗？ ··································· 170

为什么常吃纯巧克力（黑巧克力），可防冠心病？ ············· 171

多吃甜食对血脂有影响吗？ ··································· 172

冠心病患者为什么要避免发生便秘？ ··························· 172

冠心病患者怎样做心理调适，预防情绪波动？ ················· 173

为什么冠心病患者要避免大笑？ ······························· 173

冠心病患者可以拔牙吗？ ····································· 173

得了冠心病可以出去旅游吗？ ································· 174

冠心病与性功能异常有关吗？ ································· 175

冠心病患者的性生活应该注意什么？ ··························· 175

怎样制定心肌梗死患者的康复计划？ ··························· 176

心肌梗死后长期卧床有什么害处吗？ ··························· 177

发生过心肌梗死还能参加工作和劳动吗？ ····················· 177

已经发生心力衰竭的冠心病患者生活中要注意什么？ ··········· 178

冠心病患者需要服营养保健品吗，怎样挑选适合的保健品呢？ ······ 178

附录一 ··· 182

　　如何防治冠心病 ·· 182

　　焦虑抑郁不利于心脏健康 ··································· 191

　　陈灏珠院士谈冠心病的昨天、今天和明天 ··················· 194

附录二 ··· 201

　　冠心病相关通用检查项目及其临床意义 ····················· 201

　　有助于诊断冠心病的常用特异性检查 ······················· 203

　　冠心病饮食禁忌 ·· 204

常 识 篇

◆ 你知道心脏在身体的什么位置吗?

◆ 心脏是什么样子的?

◆ 心脏不停地跳动有什么意义?

◆ 你知道心脏的工作量有多大吗?

◆ 心脏跳动由谁指挥?

◆ ……

你知道心脏在身体的什么位置吗？

心脏位于人体胸腔之内，胸骨和脊椎之间，心脏的大部分位于胸腔的左侧，一般人心脏左缘不超过自己左侧乳头的位置，右缘接近胸骨的右缘，其上下边界不超过第二肋骨和第五肋骨。

心脏的两旁是左右肺叶，两者之间有心包膜和胸膜相隔离。心脏的前面是胸骨和肋骨，后面则有食管、大血管和脊椎骨，因此心脏在这些组织器官之间得到很好的保护。如果我们把指尖放在左侧乳头附近，也就是胸骨左缘第五肋间锁骨中线内0.5~1.0cm处，可以清楚地摸到心尖冲动，这就是心脏在跳动。

心脏是什么样子的？

心脏的外形就像一个鸭梨或者桃子，位于胸腔的中纵隔内，大小和本人的拳头差不多，重量约260g。心脏的长轴斜行，与人体正中线呈45°角，心尖部凸向左前下方，心底部则较宽，朝向后上方。由于心底部与人体的主动脉、上下腔静脉、肺动脉、肺静脉这些大血管相连，所以几乎是固定不动的，心尖部则可以在一定范围内自由搏动。

心脏是一个由肌肉组成的中空器官，其内部分隔为左心房、左心室、右心房和右心室4个腔，心房的肌肉壁较薄，位于心脏的上部，心室的肌肉壁较厚，位于心脏的下部。两房之间以房间隔、两室之间以室间隔分隔开来，因此，左右心之间互不相通。心房和心室之间经房室口相通，左右房室口各有一扇薄膜构成的"门"，称为房室瓣。左心房、左心室间的瓣膜由两片组成，叫作二尖瓣；右心房、右心室间的瓣膜由三片组成，叫作三尖瓣。右心房与上、下腔静脉相接，右心室发出肺动脉；左心房与肺静脉相接，左心室发出主动脉。心室发出主动脉和肺动脉的地方也各有一扇"门"，分别称为主动脉瓣和肺动脉瓣。

心脏的外面包了两层很薄的膜，叫作心包膜。两层心包膜之间有微小空隙，其中含有少量淡黄色液体，约20ml，称为心包液。

心包液可以在心脏跳动时减少摩擦和阻力，起到滑润的作用。另外，心包膜包裹着心脏，有限制心脏过度扩张和摆动的功能。

心脏不停地跳动有什么意义？

人体细胞、组织的生存需要氧和各种营养物质，同时需要排出代谢产物。大量的"搬运"工作就由血液和血细胞来承担。人体的血管是个密封的管道系统，血液在这个血管系统中按一定方向周而复始地流动，就是血液循环。如血液经过肺循环时，从肺吸收新鲜氧气，排出二氧化碳；经过肝脏门脉循环时，把从消化道吸收的许多营养物质运送到肝脏；经过肾循环时，排出体内各种代谢产物和多余的水分；还将体内某些器官的特殊化学产物（如激素等）运到全身各个部分。

要保证血液在一定的压力下按一致的方向流动，血液循环中就需要一个"泵"，这就是心脏的工作，它的作用是通过心肌收缩和舒张来实现的。我们把运送血液离开心脏的血管称为动脉，收集血液回到心脏的血管称为静脉。动脉与心室相连，静脉与心房相连。心脏肌肉的收缩和舒张，产生正压和负压，使血液得以流动，即为我们感觉到的心脏跳动。

如前所述，心脏内有4个由瓣膜构成的"门"，这些"门"在心脏跳动时随血流压力自动开启和关闭，使得血液能朝一个方向流动，而不会"倒灌"。全身血液经上、下腔静脉回流到右心房，再经三尖瓣进入右心室，由右心室射入肺动脉。然后血液在肺内完成氧气的交换后，经肺静脉回流至左心房，再经二尖瓣进入左心室，最后由左心室射入主动脉，向全身组织、器官供氧和其他营养物质。

你知道心脏的工作量有多大吗？

心脏每时每刻都在工作，如果它一旦停止跳动不工作了，血液循环就要停止，生命就要结束，因此，心脏是人体器官中的一个高强度"劳动者"。心脏从胚胎两三周开始跳动一直到生命终止才停止工作。初生婴儿每分钟跳动180次左右，6岁至成年人每分钟为60~100次不等。

心脏的工作量是惊人的，一个健康的成年人在静息状态下，心脏每搏动一次所射出的血量为60~70ml，若以每分钟平均心跳75计算，那么每分钟心脏共排出血量约5L，相当于全身血液的总量，因此，心脏每分钟差不多要把体内的血液全部环流一遍。照此算来，每天一名健康成年人的心脏，要跳动10万多次，排出血液约8000kg，是心脏自身重量的30000倍。如在剧烈运动的情况下，心的排血量还要增加5~6倍才能供给身体各部分的需要。

有人计算，如果把心脏收缩力作为起重动力，在1个月时间内心脏收缩力的总和，就可以把整个身体高高举到8000多米的高山顶上去。一个人活到70岁时，其心脏总共跳了约30亿次，泵到全身的血液共达20多万吨，相当于一个约40万人口的现代化城市1天的生活用水量。可见心脏承受的工作量是多么的巨大和惊人。

心脏跳动由谁指挥？

心脏跳动是由心脏肌肉即心肌的收缩和舒张所引起。构成心肌的基本组织是心肌细胞，所有的心肌细胞收缩时心脏就收缩，所有的心肌细胞舒张时心脏就舒张。

心肌细胞外有一层细胞膜，其膜内外有带电离子而且其浓度是不同的，当膜内外的离子发生流动时，即产生了生物电流，细胞处于除极状态，引起心肌细胞收缩，当生物电流消失时，细胞处于复极状态，心肌细胞就会舒张。

19世纪末科学家们在右心房上腔静脉入口处发现了窦房结。构成窦房结的细胞，有一种特殊功能，就是能自动除极和复极，我们称之为具有自律性。窦房结是正常人心脏跳动的"高级司令部"，由它发出的电流冲动传布到整个心脏，就会激起一次心脏的收缩和舒张。

正常的心脏传导生物电流的通路包括：窦房结发出生物电冲动，经结间束到达房室结，再由房室结传至房室束，然后由房室束分出的左右两个束支像树根一样不断发出一级级的分支，遍布于心肌内，激起心肌的收缩与舒张。这些交织成网状的传导通路称为浦肯野纤维。整个心脏传导通路仿佛逐级下传的"电线系统"，只有将生物电按规定的顺序传导到心脏各处才会有规律的跳动。一旦有地方"短路"或者"断路"就会发生不规则的心跳，称为心律失常。窦房结一旦发生功能障碍，就会由传导系统的下一级替代"指挥"，但这样的"指挥"往往不那么"得力"，心跳会减慢，有一定的危险性。

窦房结发出电冲动的快慢又受到神经系统的控制。交感神经和迷走神经是相互制约的一对自律神经。交感神经兴奋时，可导致心跳加快，传导加速，心肌收缩力加强。迷走神经兴奋时，可导致心跳减慢，传导延迟，心肌收缩力减弱。正是这种相互制约的动态平衡使我们的心脏按照身体的需要有规律地跳动。

心脏本身是如何得到血液供应的？

如前所述，心脏是人体器官中的一个高强度"劳动者"，它自己同样需要氧和营养物质的供应才能维持工作。供给心脏新鲜血液的是一套特殊而相对独立的血管系统，称为冠脉循环系统，由冠状动脉、毛细血管和冠状静脉组成。心脏每一次收缩都将血液从左心室射入主动脉，富含氧气的新鲜血液从这里开始，通过主动脉逐级发出的不同分支流向全身各器官。主动脉发出的第一对分支就是冠状动脉。冠状动脉有左右两根，其开口分别在左、右主动脉窦处，右冠状动脉在分布于心肌表面的过程中逐级分出许多分支血管，左冠状动脉在分布一小段后（称为左主干），分出两根较大的分支（前降支和回旋支），然后再由前降支和回旋支逐级分出其他分支，这些细小的分支包绕着整个心脏，遍布于心肌之上并进入心肌，形成了丰富的毛细血管网，向心肌细胞供应血液。当血液在毛细血管中完成气体和营养物质的交换后，就流入了冠状静脉，冠状静脉逐级汇集，最后由冠状静脉窦回流至右心房，至此便完成了一次冠脉循环。

冠状动脉比较细小，最粗的地方直径只有几毫米，最细小的地方小于0.5mm。但这么细小的管道系统却要承担很大的血流量。因为心脏的重量虽然只占体重的1/200，但因其工作量巨大，耗氧量要占全身的12%左右，因此心肌必须得到充足的血液供应，通过冠脉循环的血流量可达心脏总排血量的5%左右。如果心跳加快使心脏需要做更多的功，则冠脉循环的血流量还需增加。因此，冠状动脉是整个心脏的"生命线"。

冠状动脉在心脏上是怎样分布的？

冠状动脉从主动脉发出后像树根一样逐级分支分布于心脏表面。因它的形状像古代欧洲帝王的皇冠一样戴在心脏之上，故名为冠状动脉。冠状动脉可以分为左、右两大支，它们分别从主动脉根部的左、右主动脉窦内发出。

左冠状动脉发出后的一小段称为左主干，左主干长仅0.5~1cm，随后分成两支——前降支和回旋支。前降支为左主干的延续，沿着前室间沟向下行走，末梢多数绕过心尖至膈面，前降支沿途有三组主要分支，即左室前支、右室前支和室间隔支。

前降支主要供血给主动脉和肺动脉总干根部，部分左心房壁，左心室前壁，部分右心室前壁，大部分心室间隔（上部和前部），心尖区和前乳头肌等处。回旋支从左主干分出后行走于左侧冠状沟内，终止于心脏左缘与房室交界区之间的左心室隔面，主要分布于左室侧壁及部分后壁。回旋支的主要分支有左室前支、左室后支和左心房支，主要向左心室侧壁和后壁、左心房供血，有时还供血到心室膈面、前乳头肌、后乳头肌、部分心室间隔、房室结、房室束和窦房结。

右冠状动脉自右主动脉窦发出后，在右侧冠状沟内行走，经过心脏右缘，继续在隔面的冠状沟内行走。右冠状动脉的主要分支有：右室前支、右室后支、左室后支、右心房支、后降支、房室结动脉和窦房结动脉。右冠状动脉主要向右心室、室间隔后方的小部分、左心室下壁的大部分以及窦房结与房室结供血。

什么叫侧支循环？

冠状动脉各分支并非完全孤立，它们之间有细小丰富的吻合支，一旦一侧血流出现障碍，则另一侧的血流可以部分代偿其功能建立起血液循环，即为侧支循环。

这些冠状动脉的吻合支是血液潜在的通道，平时在冠状动脉主要分支供血良好的生理情况下，这些吻合支并不参与冠状动脉的循环，只有当冠脉主要分支发生狭窄或阻塞，而侧支血管两端出现压力差时，或某些足够强的刺激出现时（如严重缺氧），它们才会开放。血液便可通过这些侧支绕过阻塞部位输送到远侧的区域。如果冠脉主干的血流障碍是逐渐进展的，那么这些吻合支也会逐渐变得粗大，取代阻塞的冠状动脉以维持对心脏的供血。但吻合支的存在并不能说明侧支循环功能的存在，这是因为侧支循环的发展成熟需要较长的时间。侧支循环的存在也不能说明心脏绝对的安全，因为吻合支间血流量较小，对心肌的保护作用有限。

什么是动脉粥样硬化？

动脉粥样硬化是一种全身性的疾病，进展缓慢，可以发生在全身各处的动脉里。动脉的血管内壁由一层薄而光滑的细胞组成，称为内皮细胞，它们构成非常光滑的动脉内膜可以保证血液在动脉中畅通地流动。但当人体内的脂类代谢发生异常，或内皮细胞受到损害时，血液中的脂肪物质就开始沉积于动脉血管内膜下，随着年龄的增长，逐渐形成脂肪条纹。脂肪条纹可以自然进展或自然消退，此时患者并无症状。但随着病变的进展，脂肪沉积于内膜下越来越多，动脉中层的平滑肌细胞增生，继而血管内壁还会有纤维组织增生，形成粥样斑块。后者凸入动脉腔内，使可通过的血流量减少。动脉逐渐增厚变硬，失去原有的弹性。病变发展到这一步，就难以逆转。纤维组织盖在斑块表面称为纤维帽，它可出现钙化，也容易发生破裂。它一旦破裂，血液进入斑块并与脂质及其他组织接触，就会形成血栓，使整个动脉管腔缩小甚至完全堵塞，使血液不能通过，由该动脉供血的器官和组织就会发生缺血甚至坏死。

由于动脉粥样硬化常并非发生在单一的血管里，一旦发展到出现临床症状的阶段，也常常预示着全身动脉的广泛病变，这是非常危险的。因此，对于这一疾病，在尚无症状的早期就应预防病变的发展。

动脉粥样硬化的发病机制非常复杂，目前认为它是一种与遗传有关的多因素长期反复作用下炎症性的疾病。医学上一般把动脉粥样硬化的致病因素叫作危险因素或易患因素。最主要的危险因素有年龄增长、高脂血症、高血压、糖尿病、肥胖、吸烟等。

什么是冠心病？

冠心病是冠状动脉粥样硬化性心脏病的简称，指由冠状动脉发生粥样硬化，引起管腔狭窄甚至闭塞，导致心肌缺血甚至坏死的心脏病。冠心病这一简称是1972年全国防治肺心病、冠心病、高血压病座谈会决定采用的，但是这个简称也有一个缺点，就是没有表达出这个病是由动脉粥样硬化引起的。而冠状动脉粥样硬化性心脏病这个全称则包含了病因（由动脉粥样硬化引起的）、解剖（发生在心脏的冠状动脉中）和病理生理（导致心肌供血不足）三方面的含义，我们用来理解这个疾病似乎更加贴切一点。

当然，有时候我们还会听到动脉粥样硬化性心脏病、冠状动脉性心脏病、冠状动脉病、缺血性心脏病或冠状动脉粥样硬化血栓性心脏病这样的叫法，实际上它们和冠心病是一回事。

如前所述，冠状动脉是整个心脏的"生命线"，细小且要承担很大的血流量，如同一条小马路却要承担很大的车流量，一旦出现问题则更容易发生拥堵。如果动脉粥样硬化病变累及冠状动脉，发生管腔缩小或堵塞就会引起心肌缺血甚至坏死，进而影响心脏的正常功能。由于心脏中存在侧支循环，缓慢的动脉粥样硬化进程常常使患者直到冠状动脉严重狭窄时才会出现症状，从而丧失了最佳的治疗时机。

冠心病古已有之，伴随着人类发展的历史。考古发现，在公元前15世纪（约3500年前）的古埃及人木乃伊中就已发现有动脉粥样硬化病变。我国长沙马王堆汉墓约在公元前168年（约2170年前）死亡的女尸被发现有冠状动脉粥样硬化。早在约2500年前我国经典医籍《内经》一书中的《素问》和《灵枢》两篇就有关于现在认为属于心绞痛和心肌梗死的临床表现的记载。

冠状动脉粥样硬化对人体造成哪些危害？

冠状动脉发生粥样硬化以后出现狭窄或闭塞，导致相应心肌缺血或坏死，使得心脏的功能发生障碍甚至无法继续工作，引起的后果是非常严重并且时常是致命的。

冠心病最常见的症状是因心肌缺血引起的心绞痛。患者在劳累、情绪激动、受凉等之后突发胸骨后或心前区压榨样或紧缩样疼痛，必须停止活动数分钟才能缓解。有些患者发作时出冷汗、面色苍白、呼吸困难、恶心、心悸，异常难受。病情严重的患者较轻的劳累即可引起发作而且每天可发作多次，严重影响了生活质量。发生了心绞痛如不加以干预，最终的结果极可能是心肌梗死。这时冠状动脉血流突然中断，患者剧烈胸痛，时间持续30分钟以上，不能自行缓解。如不及时就医，多数患者会因循环衰竭、严重心律失常或心脏破裂死亡。部分患者即使幸存，也会因为心脏功能严重受损而发生心力衰竭或心律失常，并且再次发生心肌梗死的概率大大增加。还有一些患者由于心肌长期缺血，导致心肌纤维化而丧失功能，最后可发生心脏扩大、心力衰竭、心律失常等并发症。冠心病最危险的情况是发生猝死，患者通常突发心脏骤停，迅速死亡，来不及抢救。

在目前的科学水平下，心肌细胞一旦坏死，无法使之再生，由此出现的心脏功能缺陷只能由存活的心肌细胞代偿，后者一旦不能再代偿，造成的危害则难以弥补。因此冠心病必须及时治疗。

总之，冠状动脉粥样硬化对人体可造成多种多样的危害，非常容易引发致命的危险。每个人都必须对这一疾病引起足够的重视，因为冠心病患者常常就在您身边甚至就是您本人。

冠心病在全球的危害有多大？

冠心病是危害人类健康的一个主要的非传染性疾病。就全球范围而言，近半个世纪以来心血管病已成为威胁人类生命和健康的"第一杀手"，而冠心病是其中最重要的"罪魁"。据统计，1996年全世界有720万人死于冠心病，占全球死亡人口总数的14%。早在1969年世界卫生组织就已宣布冠心病是最常见的流行病。冠心病在许多发达国家被称为"时代的瘟疫"，占人口死亡原因的第一位，在包括中国在内的一些发展中国家里发病和死亡人数也在逐渐增加，并迅速向发达国家靠拢。

根据目前已有的流行病学资料推测今后疾病发展趋势，21世纪冠心病仍将占人类疾病死因的首位。科学家们估计，到2020年全球死于冠心病的人将由1996年的720万增至1100万，1990~2020年30年内冠心病死亡人数将增加74.6%，几乎要翻一番，冠心病将给人类社会造成巨大的负担。

冠心病在20世纪20年代之前仍属于临床上比较少见的疾病，而30年代以后临床诊断逐渐增多，50年代以来在一些国家中逐渐流行，60年代末达到一个高峰，在经济发达的国家中成为最严重的健康问题。这与临床诊断水平的提高有一定关系，但最重要的是由于经济的发展，人类生活水平的提高和生活方式的改变。从全世界范围看，冠心病的流行趋势在世界各国呈现不同的类型，总体来说，北美和绝大多数西欧国家在迅速上升后都呈下降趋势，而东欧国家却在近几十年来上升速度惊人，发展中国家中冠心病作为主要死亡原因正在出现。中国作为一个正在崛起的发展中国家，冠心病对健康和社会的危害已见端倪。

冠心病在我国的发病情况如何？

我国冠心病的发病率和死亡率在改革开放之前增加速度并不太快，而近40多年来，有加速上升的趋势。根据卫生部全国统计年报资料，1984~1988年，我国城市冠心病实际死亡率增长13.5%，达41.88/10万，农村增长22.8%，达19.17/10万，1996年城市冠心病死亡率增至64.25/10万，8年内又增长53.8%，农村则增至26.92/10万，增长40.4%，而到了2000年城市冠心病死亡率已达71.3/10万，农村为31.6/10万。1990~2000年城市和农村冠心病死亡率年增长分别为4.48%和4.10%。这个趋势一方面与我国卫生事业的发展，使许多疾病尤其是传染病得到遏制，人民平均期望寿命增长有关，另一方面也与居民中生活节奏加快，饮食成分改变等致冠心病的危险因素增高以及预防干预措施不够得力有密切关系。据原上海医科大学（现复旦大学）2所综合性医院资料统计，20世纪90年代冠心病患者已经占住院心脏病患者总数的1/3，冠心病住院人数是20世纪50年代的近15倍。

我国冠心病的发病率和死亡率地区差别也很大，中国MONICA研究发现，如以1987~1989年参加检测的17个协作单位计算，山东青岛男性发病率最高，为108.7/10万，而安徽滁州最低，仅为3.3/10万，两者相差32.9倍。总体来说，我国急性冠状动脉事件北方高于南方（但广东高发），城市高于农村，随年龄增长而增加，男性高于女性，近年有上升趋势。进入21世纪，我国冠心病的流行能否得到有效控制，不再重现西方国家冠心病发病、死亡的高峰，是对我国政府、社会和医学界的一大考验。

冠心病包括哪几种类型？

冠心病的发病情况有多种多样，既可能出现非常急迫的症状，也可能难以察觉。传统上通常把它分为隐匿型（或无症状型）、心绞痛型、心肌梗死型、缺血性心肌病型、猝死型，各型可以合并出现。心绞痛型是最为常见的一种。心绞痛是心肌一时性供血不足引起的，劳累、情绪激动、受寒、饱食、吸烟、心动过速等常常是诱发的因素。患者感到胸口疼痛并被迫停止活动，可以冒冷汗，休息或含服硝酸甘油片数分钟后疼痛缓解。如果心绞痛是最近出现的，或心绞痛发作已多年，但近期发作的频率、时间和程度较以前更厉害，甚至没有诱发因素在休息或熟睡时也发作了心绞痛，即为不稳定型心绞痛，这种心绞痛极易演变成心肌梗死。

心肌梗死是心肌缺血性坏死，心肌梗死型属冠心病的严重类型，后果也非常严重。它引起类似心绞痛的症状，但更严重，持续时间在30分钟以上，含服硝酸甘油无效，应马上送医院就诊。有时候，心肌梗死的症状并不典型，有的患者可能表现为类似牙痛或者腹痛，有些同时患有糖尿病的患者由于末梢神经的坏死甚至并不感到疼痛，常常耽误了就诊或引起误诊，导致了非常严重的结果。

隐匿型或无症状型冠心病常常受到忽视，这类患者并无临床症状，但是依靠专门的检查手段如心电图负荷试验、动态心电图等可以检测到心肌发生缺血。此类患者可认为是早期的冠心病，它可能突然转为心绞痛或心肌梗死，也可能逐渐演变为心脏扩大，发生心力衰竭或心律失常，个别患者可能发生猝死。如果冠心病患者由于心肌长期缺血导致心肌反复坏死、愈合和纤维化，慢性的病变最终将表现为心脏扩大，心力衰竭或心律失常，则称为缺血性心肌病型冠心病。

冠心病中最为凶险的类型当属猝死型冠心病，患者通常突发心脏骤停，迅速死亡，往往在做尸体解剖时才发现冠心病是致死的元凶。近年临床医师为及时采取针对性的治疗措施以提高治疗效果，又将冠心病分为两大类。

（1）急性冠状动脉综合征　包括急性ST段抬高的心肌梗死，无ST段抬高的心肌梗死，不稳定型心绞痛和冠心病猝死。这些情况需要及时或紧急处理。

（2）慢性心肌缺血综合征　包括稳定型心绞痛，无症状型冠心病，缺血性心肌病型冠心病。这些情况较不紧急可按常规处理。

什么是心绞痛？

心绞痛是由于冠状动脉供血不足，心肌急剧、暂时性缺血、缺氧而引起的临床综合征。典型心绞痛发作时疼痛的临床特点为：

（1）部位　主要在胸骨体上、中段后，可波及心前区甚至横贯全胸，有手掌大小范围，界限不很清楚。常放射至左肩、左臂内侧，达无名指和小指，或至颈、咽或下颌部。

（2）性质　疼痛为压榨、发闷或紧缩感，也可有烧灼感。用手压或叩击均不能改变疼痛。发作时患者被迫停止正在进行的活动，直至症状缓解。

（3）诱因　常由体力活动或情绪激动、饱餐、寒冷、吸烟、心动过速、休克等诱发。疼痛发生于劳累或激动的当时，常在相似的条件下发生。有些患者的心绞痛发作无明确加重心肌耗氧量的诱发因素，而在休息和睡眠时发生。

（4）持续时间　疼痛出现后常逐渐加重，然后在3~5分钟内逐渐消失，一般在停止原来诱发症状的活动后即缓解。如当时给予舌下含服硝酸酯类药物，可使疼痛迅速缓解。疼痛可数日至数周发作一次，亦可一日发作多次。

心绞痛在发作时一般没有异常体征，多数患者伴有心率增快、血压升高、表情焦虑、皮肤冷或多汗。此时心脏的收缩和舒张功能会因缺血发生一些轻微的功能障碍，如左心室收缩不协调或收缩减弱等现象。绝大多数患者的心电图可出现暂时性心肌缺血引起的ST段移位。

病理解剖检查显示心绞痛的患者，至少有一支主要的冠状动脉狭窄75%以上。有侧支循环形成的患者，则有关的冠状动脉要有更严重的阻塞才会发生心绞痛。另一方面，有5%~10%的心绞痛患者，其冠状动脉的主要分支无明显病变，说明这些患者的心肌缺血，可能是冠状动脉痉挛、冠状循环的小动脉病变等原因引起的。有心绞痛的冠心病患者大部分能生存很多年，但心绞痛型冠心病中不稳定型和稳定型心绞痛都有演化成心肌梗死或猝死的可能，一定要引起足够的重视并加以适当治疗。

心绞痛与冠心病是什么关系？

发生心绞痛是冠心病的一种临床表现，但值得注意的是，冠心病患者并不一定发生心绞痛，发作心绞痛的患者也不一定患有冠心病。除冠状动脉粥样硬化外，主动脉瓣狭窄或关闭不全、梅毒性主动脉炎、原发性肥厚型心肌病、先天性冠状动脉畸形、风湿性冠状动脉炎等都可引起心肌缺血缺氧，从而发生心绞痛。但是，冠状动脉内出现粥样硬化斑块导致管腔狭窄或堵塞是引发心绞痛的最常见原因。

在正常情况下，冠状动脉通过自身的扩张使其血流量随身体的生理情况需要来满足心肌的氧耗，因此冠脉循环有很大的储备力量。但冠状动脉粥样硬化导致冠状动脉狭窄或部分分支闭塞时，其扩张能力下降，血流量减少。如果通过冠状动脉的血流量减低到尚能应付安静时心脏的需要，则患者在休息时可无症状。但一旦心肌负荷突然增加，如劳累、激动、寒冷、饱餐，或者在安静时发生粥样硬化斑块破裂，冠脉痉挛，以及在休克、频率较高的心动过速时，血流量不能增大到心肌耗氧量的需求，造成冠脉的供血和心肌的需血之间的矛盾，就会引起心肌急剧的、暂时性的缺血缺氧，出现心绞痛。

对心脏进行机械刺激并不会引起疼痛。心绞痛产生疼痛的直接原因可能是在缺血缺氧的情况下，心肌内积聚过多的代谢产物，如乳酸、丙酮酸、磷酸等酸性物质或类似激肽的多肽类物质，刺激了心脏内自主神经，再由自主神经传入水平相同脊髓段的脊神经后传到大脑皮质，从而产生疼痛的感觉。因此这种痛觉在人的感觉上反映在与脊髓相应节段的脊神经所分布的皮肤区域，这就是心绞痛往往是在胸骨后及两臂的前内侧与小指疼痛，尤其是在左侧，而多不在心脏部位疼痛的原因。

其他疾病也可有类似心绞痛的症状吗？

如前所述，除冠心病外有些心脏疾病也会引起心绞痛。还有一些疾病会引起类似心绞痛的症状，有时会被误诊。

（1）心脏神经症　本病患者常诉胸痛，但为短暂（几秒钟）的刺痛或较持久（几小时）的隐痛，患者常喜欢不时地深吸一大口气或做叹息性呼吸。胸痛部位多在左胸乳房下心尖部附近，或经常变动。症状多在疲劳之后出现，而在不疲劳的当时，做轻度活动反觉舒适。

（2）X综合征　本病为小冠状动脉舒缩功能障碍所致，有类似于心绞痛型冠心病的症状，发作时或负荷后心电图可示心肌缺血、核素心肌灌注可示缺损、超声心动图可示节段性室壁运动异常。本病多见于女性，冠状动脉造影未能显示血管的狭窄，治疗反应不稳定而预后良好。

（3）肋间神经痛　本病疼痛常累及1~2个肋间，但并不一定局限在前胸，为刺痛或灼痛，多为持续性疼痛，咳嗽、用力呼吸和身体转动可使疼痛加剧，沿神经行经处有压痛，手臂上举活动时局部有牵拉疼痛。

（4）胸膜炎　胸膜炎导致的胸痛，多位于胸廓下部、腋前线或腋中线附近，疼痛在呼吸时可加剧，尤以深呼吸时更明显。听诊胸部可听到摩擦音或局部触诊可触及胸膜摩擦感。

（5）急性心包炎　本病引起的心前区疼痛可较剧烈且持久，呼吸和咳嗽时加重，常常伴有发热。发病早期听诊可听到心包摩擦音。

（6）反流性食管炎　酸性的胃液反流至食管可引起食管痉挛导致胸痛，可放射到颈部，胸骨后常有烧灼感。患者在夜间平卧或睡觉前进食后易发生，使用抗酸剂可使疼痛明显缓解。

（7）食管裂孔疝　是腹腔内脏器（尤其是胃）通过膈肌的食管裂孔进入胸腔而引起的一种疾病，本病疼痛多在饱餐后半小时到1小时发生，可由平卧、蹲下、咳嗽诱发，若采取立位或半卧位、散步可减轻。做胃镜或胃肠X线钡餐检查可帮助诊断。

（8）颈心综合征　多见于颈椎增生、骨刺形成者。患者胸痛发作可与颈部位置的改变有关，常持续较长时间，压迫颈椎旁可诱发。X线示颈椎增生改变，患者往往无明显的心血管病征，心电图检查常无异常发现。

此外，心绞痛还应与带状疱疹、胆道疾病、消化性溃疡、肠道疾病等相区别。当然，诊断冠心病引发的心绞痛还应综合考虑并做一些适当的检查。如果发生类似心绞痛的症状，还应及早请心脏病专科医师诊断。

什么是无症状性心肌缺血？

有部分冠心病患者，平时并无心绞痛等临床症状，但客观检查却发现有心肌缺血的证据，即为无症状性心肌缺血。这些患者的冠状动脉已经发生了粥样硬化，但由于病变较轻或已建立较好的侧支循环，使心肌缺血并不明显；也有一些老年患者因为痛阈较高，也就是需要比一般人更强的疼痛刺激才会有感觉，故暂时还没有疼痛症状；还有的患者由于患有糖尿病、弥漫性冠脉粥样硬化或广泛心肌梗死导致心脏神经末梢破坏，无法感觉疼痛症状。临床上无症状性心肌缺血一般分为3类：

（1）自发性无症状性心肌缺血　无症状性心肌缺血常发生在日常生活中。动态心电图监测可发现一过性心肌缺血的表现而患者当时并无症状，且心肌缺血与患者的活动并无明显关系。

（2）诱发性无症状性心肌缺血　仅在心脏负荷试验时心电图出现心肌缺血表现，但不伴有心绞痛症状而平时心电图可以完全正常。此类患者的缺血是在冠脉狭窄的基础上心肌耗氧量增加的结果。

（3）有症状患者的无症状性心肌缺血　许多有症状的心绞痛或心肌梗死后患者所发生的心肌缺血其实只有少部分发作时是有症状的，而大部分却是无症状性心肌缺血。

近年来大量的研究发现，25%~50%的急性心脏性猝死者中，生前无心绞痛发作史，但尸体解剖发现约90%的患者有严重的冠状动脉粥样硬化病变。无症状性心肌缺血的患者由于发病时没有明显的感觉和痛苦，加上发作时间短暂，患者常常掉以轻心，如果医生警惕性不高，也容易造成漏诊或误诊。但这种冠心病患者，可能突然转变为心绞痛或心肌梗死，也可能逐渐演变成心脏扩大，发生心力衰竭或心律失常，个别患者甚至发生猝死。因此，无症状性心肌缺血需要及早诊断，才能预防后期可能出现的危险。

什么是微血管性心绞痛，和X综合征是一回事吗？

有些患者有典型的在体力劳累后发生心绞痛的表现，而且心电图也显示有心肌缺血的表现，但做冠脉造影结果却完全正常，没有狭窄或闭塞，也没有冠脉痉挛的证据（冠脉造影只能显影出分布于心脏表面的冠状动脉，穿入心肌的小冠状动脉和微血管不能显影）。据目前推测，这类患者主要是由于心肌微血管舒张、收缩功能障碍而导致心肌缺血。1973年Kemp首次将其命名为X综合征，1983年Cannon等建议称其为微血管性心绞痛更为适宜。

X综合征多见于绝经期前女性，常由劳累诱发，大多数患者在心绞痛发作前和发作时，伴有心悸、多汗、紧张、焦虑、烦躁、忧郁、失眠等症状，常被误诊为更年期综合征。又因有类似心绞痛样胸痛，易被误诊为冠心病。但与冠心病心绞痛相比，微血管性心绞痛持续时间相对较长，用硝酸甘油治疗效果不佳，且患者并不伴有高血压、高血脂、糖尿病、吸烟、肥胖等冠心病的危险因素。

X综合征的病因目前还未完全阐明，现在认为其病理基础应当是小冠状动脉病变和冠状动脉储备能力降低，而不像冠心病那样存在冠状动脉粥样硬化，因此病情预后一般较好，不会发生心肌梗死、心脏性猝死等严重后果。不少患者在明确诊断，放松情绪后症状即减轻。治疗上各种药物的疗效反应不一，目前常用硝酸酯类、钙离子拮抗剂和β受体阻滞剂等，据报道腺苷拮抗剂氨茶碱也可减轻胸痛症状。此外，治疗时，患者保持良好的心态，充足的睡眠，适度体育锻炼，避免过度劳累和情绪紧张等诱发因素也很重要。

心脏神经症是什么病？

心脏神经症（心血管神经症）是以心血管系统功能失常为主要表现的临床综合征，是神经症的一种特殊类型。一般并无器质性心脏病的证据，但可与器质性心脏病同时存在，或在后者的基础上发生。

本病多见于20~40岁的青壮年，女性较多，尤其是更年期妇女。患者常诉胸痛，反复就医，但相关检查并未发现有心肌缺血现象。胸痛常在受惊、情绪激动或久病后首次出现，入睡前，欲醒和刚醒时以及情绪激动等状态下最易发作，过度劳累和情绪改变可使之加重。这种胸痛的特点是，疼痛部位常发生在左前胸乳部或乳下心尖部附近，也可经常变动；疼痛性质不尽相同，以刺痛为多见，每次一至数秒钟，或持续隐痛，发作可持续数小时以至数天，缠绵不断；胸痛多出现于过度劳累之后，而不是活动的当时，做轻度活动或将注意力集中于工作时比安静状态下反而要舒适；口含硝酸甘油疗效不佳；平时多伴有心悸、气短，有叹息样呼吸，即深吸气后做一个长而带叹息样的呼气。另外，患者也可有头晕、出汗、失眠、疲倦、手脚发凉、烦躁等症状，但健康并不受明显影响。

如前所述，心血管系统的活动受神经系统调节。不同人的神经系统对客观刺激的耐受程度各异。同样的环境或条件下，某些人较易发生神经功能失调，精神因素反映在心血管系统，即可出现上述症状。也有的患者由于缺乏对心脏病的认识，看到周围人患有严重心脏疾病，或将医生所说的"生理性杂音""窦性心律不齐"等生理性心血管功能改变误解为"心脏病"，或是被错误诊断为"心脏病"后，患者精神负担加重、紧张和焦虑而诱发本症。可见，心脏神经症与冠心病完全不同，是一种官能性疾病。患者应当充分信任、积极配合医务人员，注意适当休息，劳逸结合，一般经疏导情绪，解除思想顾虑后症状多可缓解，也可服用少量镇静剂或β受体阻滞剂。本病预后良好，通常并无后遗症。

什么是心肌梗死？

心肌梗死是心肌因缺血而坏死。急性心肌梗死是在冠脉病变的基础上，发生冠脉血供急剧减少或中断，使相应心肌严重而持久的缺血坏死所致，是冠心病的严重类型。

心肌梗死的病因绝大多数与冠状动脉粥样硬化有关，少数为冠状动脉栓塞、炎症、畸形、痉挛等造成。血栓形成、粥样硬化斑块破裂或出血、冠脉持续痉挛造成冠脉闭塞；休克、脱水、出血或严重的心律失常导致冠脉灌注量突然减少；重体力活动、情绪过分激动或血压急剧上升，导致心肌需氧量突然增加而冠脉明显供血不足；以上情况均可引起心肌严重缺血，当心肌持续缺血达1小时以上就会发生梗死。

多数患者在发病前数日至数周有乏力、胸部不适、活动时心悸、气急、烦躁、心绞痛等前驱症状，心绞痛发作较以往频繁、性质较剧烈、持续较久、硝酸甘油疗效较差、诱因不明显。心肌梗死发作时疼痛部位和性质与心绞痛相同，但程度较重，持续时间较长，在30分钟以上，可达数小时甚至数天，休息或口含硝酸甘油多不能缓解。患者常烦躁不安、出汗、恐惧或有濒死感，疼痛严重时可伴恶心、呕吐、上腹胀痛、肠胀气等。但少数患者无疼痛，从一发病就表现为休克或心力衰竭。

心肌梗死的后果是非常严重的，极有可能发生恶性心律失常、低血压和休克或心力衰竭。目前已经有溶栓治疗和冠状动脉紧急开通的介入手术救治急性坏死的心肌，使心肌梗死抢救的成功率大大提高，但冠心病患者一旦发生以上症状，都应争取时间立即送往医院。因为心肌梗死持续时间越短，抢救成功的可能也越大。

根据心电图的表现，心肌梗死分为哪两种类型？

根据心电图的表现，将心肌梗死分为下列两种类型：

（1）ST段抬高型心肌梗死是最常见的类型，心电图出现病理性Q波，ST段弓背向上型抬高，T波倒置，也称为病理性Q波心肌梗死。解剖显示此种心肌梗死累及心壁整个厚度（透壁）。

（2）非ST段抬高型心肌梗死可再分为两类：①无病理性Q波，也无ST段抬高，仅有T波变化。临床有胸痛表现，诊断根据血心肌肌钙蛋白I或T的增高，并以此与不稳定型心绞痛相鉴别，为微型不透壁的心肌梗死。②无病理性Q波，有普遍的ST段压低≥0.1mV，或有对称性T波倒置，为心内膜下不透壁的心肌梗死所致。

急性心肌梗死有哪些诱发因素？

研究发现，半数以上的急性心肌梗死患者发病前有明显的诱发因素，比较常见的有：

（1）过劳 包括过度的脑力劳动或体力劳动造成的疲劳。如竞争性运动（追赶、冲刺等）、负重登楼、锻炼过度、连续的脑力活动而缺乏休息等。冠心病患者本身冠脉就存在严重狭窄，过劳导致心脏负担加重，造成心肌缺血情况加重。如发生冠脉痉挛，则会更加重这一情况。

（2）情绪激动 愤怒、紧张、大悲、大喜等激动性的情绪均可使心脏的耗氧量骤增，造成冠脉供血无法适应心肌需求。

（3）饱餐 饮食后人体代谢会大大增加，心率会加快，暴饮暴食可使心脏负荷水平增加，血液分流至消化系统，向其他组织供应相应减少，从而影响了冠状动脉的供血。另外，饮食中如有大量脂肪和热量，会导致血脂突然升高，增加血黏度，从而引起血流速度缓慢，易引发血栓形成。

（4）大量吸烟 香烟中的有害成分会损伤冠脉内皮细胞，导致不稳定斑块的破裂，进而引发冠脉痉挛和血栓。

（5）寒冷刺激 寒冷导致人体交感神经兴奋，释放儿茶酚胺类物质，从而引起患者血管收缩、血压增高和心率增快，诱发冠脉供氧量与心肌耗氧量的矛盾。

（6）便秘 便秘时因用力排便和屏气，可导致腹内压、胸膜腔内压和血压升高。这不仅影响血液流动，也增加了心脏负荷，导致心肌严重缺血。

（7）手术 创伤应激条件下人体神经和内分泌平衡失调，手术中麻醉造成的低血压，都会造成冠脉灌注量减少。

（8）大出血、休克 无论何种原因引起的休克，或大出血导致人体血容量不足均可引起冠脉供血量的减少。

因此，冠心病患者应避免这些诱发因素。对于冠脉严重病变的冠心病患者，即便是日常活动，如穿衣、洗漱、洗澡、散步等，动作也不宜太快，避免心绞痛甚至心肌梗死的发生。

心绞痛或心肌梗死，什么时间最容易发生？

人体的各种生理活动都是有节律周期的，心血管系统同样如此。根据研究发现，冠心病患者在早晨6时至中午12时这段时间里，心肌缺血发作多于其他时间，而心绞痛和急性心肌梗死在这段时间也发作较多。

为什么会出现这种情况呢？我们应该注意到，早晨6时至中午12时这段时间正是人从睡眠中觉醒开始一天活动的时间。人的心率和血压一般在深度睡眠时最低，随着逐渐觉醒慢慢升高，在觉醒后恢复直立活动时急剧增高，在每天上午9时至中午12时阶段达到最高峰，与此同时，交感神经逐渐兴奋，体内的儿茶酚胺水平也随之增高。此时心脏的负担开始加重，而冠心病患者因冠脉病变使冠脉循环的储备无法适应心肌耗氧量的增加，所以易引发心绞痛。另外，血液中化学递质的水平一天中也有周期性变化，清晨觉醒后血液黏度增加，此时血小板的聚集能力较强，早晨6时至中午12时这段时间血液处于高凝状态，容易形成血栓，所以好发心绞痛和心肌梗死。因此，冠心病患者应掌握这一规律，调节自己的行为方式。一方面，清晨起床后不宜马上开始劳动或锻炼，以免使心率、血压骤增。做事应循序渐进，使机体从休息中慢慢适应一天的活动量。另一方面，抗心绞痛治疗的药物有效使用时间应覆盖每日觉醒后的数小时，尽量使用长效制剂，防止血药浓度过分波动。在用药上，也不应将夜间的血压和心率降得过低。

心绞痛或心肌梗死的发生与气候和季节有关吗？

气候和季节是人生活的外环境，一年四季，春温、夏热、秋凉、冬寒的气候特点，同样会影响到人的心血管系统。根据北京地区的研究发现，急性心肌梗死每年有两个高峰期，即11~1月（秋季转入冬季）和3~4月

（冬季转入春季），二者均是季节转换时期，冷空气活动频繁，气候多变，而1月份是发病的最高峰。冠心病患者心绞痛的发作情况虽难以统计，但大体上与急性心肌梗死相似，即冬天寒冷季节及气候转换时容易发作或加重。气温低，日变差（相邻两日的日平均气温之差）大，风速快是影响心绞痛或心肌梗死发生的最主要气候因素。

在突然降温、大风的寒冷天气里，冠心病患者受寒冷刺激或迎风疾走，易使交感神经兴奋，使心率加快，血压升高，心脏负担加重；同时，寒冷使全身血管收缩，外周阻力增加，心肌耗氧量增多，也可诱发冠状动脉痉挛，使本已狭窄的管腔更加狭窄甚至闭塞，或冠脉持续痉挛易挤压斑块使内膜损伤，导致不稳定斑块破裂形成血栓。因此心绞痛或心肌梗死多发于这样的气候和季节。

冠心病患者在上述发病高峰的季节里，应做好御寒保暖工作，注意衣着被褥温暖，避免冷风刺激，不在清晨逆风行走、骑车。冬季室外散步最好也不在清晨，而以上午10、11时或下午2、3时阳光充足气温较暖时为宜。如遇骤冷、刮风、下雪等天气则尽量留在室内活动，减少外出机会。冠心病患者外出时，身边必须备有硝酸甘油片，以预防心绞痛或心肌梗死的发作。

病 因 篇

- ◆ 动脉硬化是由什么原因引起的?
- ◆ 冠心病是什么原因引起的呢?
- ◆ 高脂血症和冠心病发病有何关系?
- ◆ 高血压与冠心病的发病有关吗?
- ◆ 为什么说吸烟是冠心病发病的危险因素?
- ◆ ……

动脉硬化是由什么原因引起的？

动脉硬化是随着人年龄增长而出现的血管疾病。其规律通常是在青少年时期发生，至中老年时期加重发病，男性较女性多。近年来本病在我国逐渐增多，成为老年人死亡主要原因之一。动脉硬化的原因中最重要的是高血压、高脂血症、抽烟三大危险因子，其他与肥胖、糖尿病、运动不足、紧张状态、高龄、家族病史、脾气暴躁等都有关系。

（1）高脂血症　血中脂肪量过高，较易沉积在血管内壁形成斑块，造成动脉硬化狭窄。

（2）高血压　高压血流长期冲击动脉壁引起动脉内膜机械性损伤，造成血脂易在动脉壁沉积，形成脂肪斑块，并造成动脉硬化、狭窄。血压不控制，心肌梗死发生率提高2~3倍。

（3）吸烟　香烟中的尼古丁、一氧化碳等会损伤动脉内壁。受伤的动脉内壁会吸附胆固醇，引起血小板堆积，形成脂肪斑块。同时吸烟也会引起冠状动脉收缩痉挛，减少血流量。

（4）糖尿病　糖尿病患者的脂肪代谢会出现问题，血液中运送脂肪的蛋白质（称作脂蛋白）会产生变性，在运送过程中脂肪容易沉积在血管内壁形成脂肪斑块。

（5）缺少运动　运动可以增加高密度脂蛋白，减少低密度脂蛋白，帮助身体把多余胆固醇从胆道与肠道排出体外，避免过剩胆固醇沉积在血管内壁。此外运动可以促进血液循环，增加血管弹性，降低血压，消耗过剩热量，使身体脂肪比重减少，肌肉比重增加，而减轻体重。因此缺乏运动的人很容易得粥样动脉硬化。

（6）肥胖　肥胖或体重过重的人心脏负荷加重，血脂肪不正常的概率也较高，因而增加粥样动脉硬化风险。

（7）过大压力　人会因为压力而增加肾上腺素的分泌，于是引起血压升高，心跳加快，伤害动脉血管内壁。

（8）家族史　指的是基因上的因素，使某些人早期就发生动脉硬化。

疾病遗传的原因仍未明。有的是严重高胆固醇血症使血脂叠积在血液中，进而促发动脉硬化；有的是早发性高血压或是容易发生血栓等。

冠心病是什么原因引起的呢?

冠心病是冠状动脉发生粥样硬化所致，但目前医学家还未阐明哪一种因素就是引起动脉粥样硬化的病因，而只知道有一些因素有引起动脉粥样硬化的危险，称为危险因素。对冠状动脉粥样硬化来说，目前公认的主要危险因素包括高龄、男性、高脂血症、高血压、糖尿病和吸烟。其次是脑力活动紧张，体力活动少，食物含热量高、动物脂肪高、胆固醇高而抗氧化物质（如维生素E、维生素A等）减少，肥胖，A型性格，有家族性高脂血症史，某些微量元素如锌、硒等缺乏，体内铁储存增多，血同型半胱氨酸增高，胰岛素抵抗等。

上述危险因素，在每个个体中可以是单独存在的，也可以是两种或两种以上同时存在。若存在两个或两个以上的危险因素时，冠心病发生发展的危险性就不仅仅是两个危险因素简单相加，而是表现为成倍增加的协同作用，特别是高血压、高胆固醇血症和吸烟这3个独立的危险因素"相会"于同一个患者。

冠心病的发病率随着年龄的增长而增高，程度也随着年龄的增长而加重。有资料表明，自40岁开始，每增加10岁，冠心病的患病率增加1倍。男性50岁，女性60岁以后，冠状动脉粥样硬化发展比较迅速，因而发生心肌梗死的危险性也随着年龄的增长而增大。

近年来观察发现，动脉粥样硬化并非从中年才开始，而是从幼年开始可能就有早期的病变（动脉内膜下出现脂肪条纹），只不过随着年龄的增长，其病变程度加重、速度也加快而已，因此预防冠心病应该从孩童时期就开始。

高脂血症和冠心病发病有何关系?

在正常情况下，人体内脂质的摄取、代谢和排出保持着动态的平衡，如果血浆中的一种或多种脂质如胆固醇、甘油三酯等超过正常时，则称为高脂血症。血脂代谢紊乱与冠心病的发病有密切关系。当胆固醇、甘油三酯、低密度与极低密度脂蛋白浓度升高时，冠心病发病率升高，而且上述血脂升高的幅度与冠心病发病率、死亡率以及病变的严重程度等呈正相关。不少临床报道，高脂血症时血总胆固醇、低密度脂蛋白、甘油三酯、极低密度脂蛋白增高，高密度脂蛋白降低，均属易患因素；冠心病与高脂血症常常相伴存在等事实，均说明脂质代谢紊乱、高脂血症是动脉硬化的危险因素。

高血压与冠心病的发病有关吗？

大量研究表明，高血压可损伤动脉内皮，进而引发动脉硬化，并加速动脉硬化进程。血压升高所致动脉硬化引起的危害，最常见的有：冠状动脉粥样硬化、脑动脉粥样硬化和间歇性跛行。研究表明，舒张压的水平与日后发生冠心病的危险呈明显正相关；收缩压升高对冠心病的影响与舒张压相似，收缩压越高，患冠心病的危险性就越大。

研究表明，冠心病发病与血压水平呈正曲线相关。收缩压 ≥ 21.3kPa（160mmHg）和（或）舒张压 ≥ 12.7kPa（95mmHg）者，其冠心病的发病是正常血压者的2~3倍。20世纪60年代中期，美国退伍军人管理局采用临床对照试验证实：高血压能增加心血管病的发生和死亡率。在我国，高血压患病逐年升高，目前约有1亿高血压患者。我国学者对北京首都钢铁公司所做的冠心病危险因素前瞻性研究资料表明，随着收缩压或舒张压水平的增高，心绞痛、心肌梗死或冠心病猝死的发病也明显增加。此外，舒张压和收缩压对冠心病发病的危险相似，而且舒张压和收缩压引起冠心病死亡的危险大于发病的危险。需要强调的是，患高血压的同时合并其他危险因素时，所表现出的危害大于单纯的血压升高。血压升高通常伴有高脂血症、高血糖、纤维蛋白原升高和心电图不正常，这些都增加冠心病的发病危险。

总之，高血压作为冠心病的一个独立危险因素，在不依赖其他已知危险因素的情况下同样也有致病作用。换言之，冠心病的发病以至由于冠心病发作而引起的死亡，是随着血压的升高而增加的，因此将血压控制在正常范围，对防止冠心病的发生有着非常重要的意义。不论何种原因的高血压，均加速和加重冠状动脉粥样硬化。前瞻性研究和回顾性研究都证明，高血压与冠心病有关，我国血压高者较血压正常者冠心病患病率增高4倍，冠心病患者中50%~90%合并高血压。由于血压增高，血流对血管的冲击力增大或血管壁的张力增加，动脉内膜过度伸张，弹性纤维破裂，血管内膜损伤，血栓形成，内膜纤维增生，则可能形成冠状动脉硬化等，从而促进冠心病的发生。

为什么说吸烟是冠心病发病的危险因素？

我国流行病学调查资料表明，大量吸烟者比不吸烟者的冠心病发病率高26倍以上，心绞痛发生率高36倍以上。2020年6月20日，《医学论坛报》刊发文章指出：烟草暴露是心血管病及其死亡的主要因素。近期，中国医科大学第一医院心血管病研究所发表研究比较了1990年至2017期间中国与日本、美国以及全球范围的烟草暴露归因死亡率，发现其他国家乃至全球范围内的心血管死亡率均逐年显著下降，虽然中国也有下降，但是中国由吸烟引起的心血管死亡率下降率最小，由吸烟引起的缺血性心脏病的年龄标准化死亡率增加了0.6%。美国、英国、加拿大和瑞典，对1200万人的观察结果表明，男性中吸烟者的总死亡率、心血管病的发病率和死亡率比不吸烟者增加1.6倍，吸烟者致死性和非致死性心肌梗死的相对危险性较不吸烟者高2.3倍。吸烟在许多工业化国家被认为是导致冠心病的主要危险因素，是因为烟草燃烧时释放的烟雾中含有3800多种已知的化学物质，其中包括一氧化碳、尼古丁以及生物碱、胺类、腈类、醇类、酚类、烷类、醛类、重金属元素等，它们有多种生物学作用，对人体造成多种危害。与冠心病有关的化学物质有10余种，能激惹和加重冠心病发病的主要成分是尼古丁和一氧化碳。尼古丁，又称烟碱，是主要的成瘾源，吸入纸烟烟雾中的尼古丁只需7.5秒就可以到达大脑，使吸烟者有轻松愉快的感觉，它可使中枢神经系统先兴奋后抑制。尼古丁作用于交感神经系统，使心跳加快，血压升高。刺激肾上腺，促使其释放更多的儿茶酚胺，从而增加心肌的应激性和心率，引起血管收缩和血压升高；同时促进血小板的黏附和纤维蛋白含量增加，有利于血栓形成，从而堵塞小动脉。因此，尼古丁对心脏的刺激作用使心脏的负荷增加，心肌耗氧量增加，造成动脉壁和心肌缺氧。尼古丁还可刺激心脏的传导系统，诱发心动过速和其他类型的心律失常，还可使血中胆固醇水平升高，高密度脂蛋白（HDL）水平下降。

一氧化碳（CO）是一种无色无味的气体，它与血红蛋白的亲和力比氧气高250倍，当人们吸入较多的CO时，它与血红蛋白结合形成大量的碳合血红蛋白，而氧合血红蛋白大大减少。不吸烟的正常人体内碳合血红蛋白浓度大约为0.5%，而吸烟严重者体内的碳合血红蛋白高达15%~20%，也就是说，有15%~20%的血红蛋白丧失了输送氧气（O_2）的功能，从而导致动脉壁缺氧，使动脉壁水肿，促进脂质渗入和沉着，促发动脉粥样硬化。特别严重的是，吸烟能诱发冠状动脉痉挛，使冠状动脉中的血流减慢，血流量减少，血液的黏稠度增加，导致心肌缺氧，甚至引起心肌梗死。

由此可见，吸烟确实是导致冠心病的罪魁祸首，为了降低冠心病的发病率，提高全民的身体素质，我们应该坚决戒烟，切莫"死灰复燃"。

为什么说A型性格易引发高血压？

1983年上海市调查的结果是，人群中A型：（B型+中间型）=0.7：1，即A型人群占少数；到1999年调查时，A型：（B型+中间型）=1.6：1，即A型人群增加了1倍以上，在人群中已占多数。这是因为现代社会的特征是快节奏和高效率，A型性格人群是推动社会发展的原动力。随着现代社会的发展，A型人群还将增加。目前美国社会中，A型：非A型已达3：1。

有人对200例原发性高血压病患者的调查结果发现：A型性格者占259例
（79.5%），非A型性格占41例（20.5%）；而在200例健康人的对照调查中，
A型性格占84例（42%），非A型占116例（58%）。这就表明，A型性格的
人更易患高血压。有人认为，在节奏快的生活环境中，容易产生紧张、急
躁情绪，以致血中儿茶酚胺增加，引起心动过速、血管收缩，从而导致血
压升高。这就间接解释了，为什么在受到同样不良心理因素刺激下，有的
人会发生高血压，有的人则不会的缘由。A型性格的快节奏和高效率是优
秀的品质，但是遇事容易急躁、不耐烦、愤怒或者冲动，由于好冲动，交
感神经张力增加，血管收缩，血压升高，心脑供血减少，容易发生动脉粥
样硬化斑块，阻塞动脉管腔。最后，需要说明的一点是，媒体报道经常误
将A型性格与A型血型混为一谈，性格与血型完全是两码事。

A型性格有哪些主要特征？

A型性格的主要特征有：①有较高并可能是过分的抱负；②有力求达
到预定目标的强烈愿望，经常感到时间不够用；③快节奏、高效率，力求
今日事今日毕；④整天忙碌不停，决不闲荡；⑤有表现自己的愿望，力求
引起他人的注意；⑥爱高速行驶、超车、闯黄灯；⑦好胜心过强，不甘人
后；⑧有同时做几件事的习惯；⑨反应灵敏，大声说话；⑩易冲动，好发
脾气。与A型性格相反的B型性格，表现为缺少抱负，甘居人后，其主要
特征为：沉默、顺从、宁静、犹豫、声音低、节奏慢、拿不定主意、不易
冲动和吵架；在A型与B型之间的性格，称为中间型（M型）性格。在美国
的调查结果表明，表现为A型性格的比率较高，约为2：1，但在我国的调
查结果则接近为1：1。

人的性格是比较稳定的，所谓"江山易改，本性难移"，但也可受环境
的影响。调查表明，在人们的市场经济意识不断增强的今天，在时间就是
金钱的竞争意识驱动下，快节奏、高效率要求的提高，A型性格的人也日
见增多。

为什么说A型性格是导致冠心病的危险因素之一？

冠心病6种主要危险因素中，高龄和男性是无法逆转的，但其他4种：高脂血症、高血压、糖尿病和吸烟都是可以防治的。如果通过防治，消除或控制这些危险因素，冠心病可能就不发生或原有的病变得以减轻。A型性格是冠心病的次要危险因素。具有这种性格的人责任心和进取心都很强，极具竞争性，工作专心而对休息不抓紧，性情急躁，常强制自己为成就而奋斗。B型性格的人情况恰恰相反。两种性格相比较，具A型性格的人，工作积极向上，常是国家建设的栋梁之材；具B型性格的人，工作一般而生活逍遥。前者易患冠心病，后者则不易患冠心病。

A型性格是通过何种机制引起冠心病的呢，是不是可以纠正？

实际上极端A型性格的人是很少的，他们无论从事何种职业都是"工作狂"；但不那么极端的A型性格者则较多，他们在为成就而奋斗的过程中，经常有事情来不及做、时间紧迫之感，因而经常觉得压力很大，精神负担重，神经紧张，交感神经处在兴奋状态下的时间较多。交感神经兴奋时，血压升高、心跳增快、血糖增高，此时全身处于应激状态之下，久而久之就会发生高血压、葡萄糖代谢紊乱等情况。加之A型性格的人往往是嗜烟、嗜酒者，也容易发生冠状动脉的收缩、脂肪代谢失调等情况。这些情况都属于冠心病的主要危险因素，促使A型性格的人更易患冠心病。因此，改变A型性格，纠正一些A型行为，对预防冠心病有一定的意义。

A型性格可通过心理医师的指导或治疗而得到改变，但A型性格是长年累月逐渐定形的，要改变它并不那么容易，需要下一番工夫。而对A型行为的纠正也要有分寸，不宜完全转变成B型性格。应该保留事业上的进取心、工作上的创造性和旺盛的竞争力，而消除不利于身体健康的行为，"劳"后要有"逸"，注意身心的放松，做到遇事心平气和，工作稳当有序，避免时间紧迫感的影响，化解精神压力。这样既会事业有成，为国家和社会做出贡献，又能健康长寿！

脉压很大说明什么？

生活和临床中，收缩压（高压）和舒张压（低压）我们耳熟能详，但知道脉压的人相对较少。所谓脉压，指收缩压减去舒张压后得到的数值，即脉压=收缩压-舒张压。正常成年人在休息状态下脉压一般介于3.99~5.32kPa（30~40mmHg），小于3.99kPa（30mmHg）或大于5.32kPa（40mmHg）均属不正常。当脉压超过6.65kPa（50mmHg）就要密切关注，临床上多把大于7.98kPa（60mmHg）作为脉压增大的指标，即脉压过大。不少心血管疾病患者，测血压时只关注收缩压和舒张压，不太在意脉压。收缩压和舒张压固然能够反映高血压患者的病情，但脉压也是心血管病严重程度和风险的重要指标。目前认为，脉压过大是心脑血管病的独立危险因素，需要积极干预，不可掉以轻心。

脉压增大多见于动脉硬化及老年退行性钙化性瓣膜病。主动脉硬化、动脉壁的弹性和伸展性降低造成收缩压明显升高，而舒张时主动脉无足够的弹性回缩来维持舒张压，故舒张压下降，从而脉压增大。随着人口的老龄化，脉压增大还多见于老年退行性钙化性瓣膜病，特别是主动脉瓣退行性变后造成关闭不全，使舒张压明显降低，从而导致脉压增大。另外，脉压增大还可见于严重贫血、甲状腺功能亢进、风湿性心脏病、梅毒性心脏病、部分先天性心脏病与高血压性心脏病、感染性细菌性心内膜炎等。因此，一旦发现脉压增大，就应该到医院就诊，找出脉压增大的原因后根据不同病因进行治疗。

怎样判断肥胖，有标准吗？

随着生活节奏的加快、饮食习惯的改变特别是快餐的流行，肥胖人群较前明显增加。判断肥胖的标准主要有2种方法：①体重估计法：正常人身高与体重成正比关系，可以根据标准体重简易计算法所得结果来判断肥胖：16岁以上成人可以从标准体重表中获得自己的标准体重，也可以应用简易公式来计算，即标准体重（kg）=［身高（cm）–100］×0.9。在标准体重±10%以内为正常，大于10%为偏重，超过20%为肥胖。其中超过20%~30%为轻度肥胖；超过31%~50%为中度肥胖；超过50%为重度肥胖。②体重指数法（BMI）法：是国际上最为常用的一种方法。BMI=体重（kg）/身高（m）的平方（kg/m^2）。由于人种的差异，亚洲人与欧洲人利用BMI判断肥胖的标准不一样。国际、国内用BMI诊断肥胖标准见表2-1。

表2-1　成人体重指数（BMI）标准

肥胖分类	BMI（kg/m^2）		相关疾病危险度
	WHO标准	亚太标准	
低体重	<18.5	<18.5	低，但其他疾病危险性增加
正常体重	18.5~24.9	18.5~22.9	平均水平
超重	≥25	≥23	—
肥胖前期	25~29.9	23~24.9	增加
Ⅰ度肥胖	30~34.9	25~29.9	中度增加
Ⅱ度肥胖	35~39.9	≥30	严重增加
Ⅲ度肥胖	≥40	—	极严重增加

注：WHO，世界卫生组织。

肥胖的人容易得冠心病吗？

"肥胖"，对于大家来说，已经是司空见惯的一种社会现象。当我们生活水平逐渐提高的时候，周围的胖子们也越来越多了，稍不留神自己也可能成为"胖人一族"。由肥胖带来的一系列健康和社会问题越来越受到人们的关注。巴黎对7079例无症状且排除冠心病的人群进行23年随访观察，发现腹型肥胖与致命性心肌梗死及猝死危险增加相关联。欧洲通过对45~79

岁的24508名人群调查随访9.1年，发现有1708名肥胖的男性和892名肥胖的女性得了冠心病，可见"胖子"容易患冠心病。

肥胖人群发生冠心病风险明显增高，其机制可能有：①血液中含有大量脂肪，特别是过高的胆固醇、低密度脂蛋白和甘油三酯等在血管内不断流动，使胆固醇等"坏脂肪"不断沉积于血管壁形成动脉粥样硬化，导致冠状动脉狭窄。②肥胖人群中往往存在胰岛素抵抗和高胰岛素血症。胰岛素浓度升高与血压升高及高密度脂蛋白胆固醇（一种"好的"脂肪，可将粥样硬化斑块消除或缩小）浓度较低相关。高血压及低高密度脂蛋白血症均为冠心病的高危因素。③肥胖者常伴有瘦素缺乏或瘦素受体缺陷，这也是其致冠心病的一个原因。瘦素主要有抑制食欲、减少能量摄取、增加能量消耗、抑制脂肪合成的作用。同时研究也显示瘦素与高血压、高血脂等相关，这些因素相互促进，协同作战，从而使肥胖患者容易形成冠心病。④肥胖患者常伴有糖尿病、高纤维蛋白原血症及高血压等，这些均是动脉粥样硬化的危险因素，也容易形成冠心病。⑤肥胖者体力活动减少，而冠心病患者侧支循环的形成常依赖于不断持续运动，这也造成肥胖者冠状动脉侧支循环形成不良，容易形成心肌梗死。

总之，肥胖是冠心病的高危因素。我们应该健康饮食，控制体重，加强体育锻炼，防止肥胖，预防心脑血管疾病。

为什么糖尿病患者易患冠心病？

生活中糖尿病患者屡见不鲜，也经常会看到糖尿病患者合并冠心病的现象。美国弗明汉心脏研究中心对年龄在36~62岁的5209人进行了长达20年的研究观察，结果表明无论性别、年龄，糖尿病患者心血管病的发病率都高于非糖尿病组。男性2倍于正常人，女性则3倍于正常人。据统计，43%~50%的糖尿病患者合并冠心病，急性心肌梗死时的死亡率糖尿病患者较非糖尿病患者高2~3倍。糖尿病患者80%死于动脉粥样硬化相关的心脑血管疾病。

糖尿病患者往往合并肥胖、高血压、高脂血症、高血糖、胰岛素抵抗，这些都是动脉粥样硬化的危险因素，所以易于并发冠心病。其可能的主要原因有：①糖尿病以高血糖为主要表现，而且糖尿病患者常同时伴有脂代谢紊乱及高胆固醇血症。脂代谢紊乱易于并发冠心病。②糖尿病患者血中葡萄糖浓度较高，糖化血红蛋白增加，加速动脉粥样硬化进程。③糖尿病患者伴发高血压的较非糖尿病者高出4倍，众所周知高血压是冠心病的危险因素。④患糖尿病时血小板黏附性和聚集性增高，血液黏稠度增加，红细胞变形能力降低，易产生血栓。⑤研究显示胰岛素本身有促进动脉粥样硬化的作用，甚至在降糖治疗中口服磺脲类或注射胰岛素可通过不同途径使血中胰岛素水平提高，也有可能进一步加速冠状动脉粥样硬化。

糖尿病患者患了冠心病有何特点？

糖尿病是一种全身性代谢紊乱性疾病，容易引起冠心病。糖尿病冠心病患者临床表现主要有以下特点：①症状不典型，无痛性心肌缺血较多见。据统计糖尿病心肌梗死患者约一半是无痛性的，患者仅有胸闷、恶心、呕吐、心力衰竭，或心慌、头晕、乏力等症状，甚至突然出现摔倒。糖尿病发生心肌梗死死亡率高，且缓解后复发率较高。②糖尿病冠心病患者冠状动脉病变多较弥漫严重，钙化病变多见。③猝死发生较多。糖尿病性心脏病者有可能因为各种应激如争吵、呼吸道及其他部位感染、手术创伤、麻醉等各种原因导致突然死亡，表现为严重心律失常或休克，常常起病突然。④休息时心动过速多见。由于糖尿病影响支配心脏的自主神经系统，可导致心脏神经系统紊乱。凡休息状态下心率大于90次/分者应疑及自主神经功能紊乱。⑤体位性低血压多见。当患者从卧位起立时，如收缩期血压下降大于3.99kPa（30mmHg），舒张压下降大于2.66kPa（20mmHg）时称为体位性低血压，此时常感头晕、软弱、大汗、心慌、视力障碍，甚至昏倒。

什么是代谢综合征，与冠心病有关系吗？

如果我们去医院就诊，经常会听到医生说"你患了代谢综合征"，让人搞不清楚到底是怎么回事。代谢综合征是近年才出现的一个名词，又称X综合征、胰岛素抵抗综合征。中华医学会糖尿病学分会对代谢综合征的诊断标准：①超重和（或）肥胖：BMI≥25kg/m；②高血糖：空腹血糖≥6.1mmol/L及（或）餐后2小时血糖≥7.8mmol/L，及（或）已确诊为糖尿病并治疗者；③高血压：血压≥18.62/11.97kPa（140/90mmHg）及（或）已确诊为高血压并治疗者；④血脂紊乱：空腹血甘油三酯（TG）≥1.7mmol/L及（或）空腹血高密度脂蛋白（HDL-C）<0.9mmol/L（男）或<1.0mmol/L（女）。具备以上4项中的3项或全部者即可诊断为代谢综合征。

代谢综合征包括一组可导致动脉粥样硬化的症候群：中心性肥胖、糖耐量减低/2型糖尿病、高胰岛素血症/胰岛素抵抗、血脂紊乱、高血压、高尿酸血症、高凝状态、脂肪肝、骨质疏松等，最终导致过早发生动脉硬化、冠心病、脑卒中等。初步研究资料显示，我国代谢综合征患病率已高达14%~23%，糖尿病患者中高达60%~80%。弗明汉资料显示，单有代谢综合征者以后新发生冠心病率可达25%。无糖尿病者具有代谢综合征的一般人群10年发生冠心病危险>20%。由此可以看出代谢综合征为冠心病的预测指标，加速冠心病发生发展和死亡危险，必须加以重视和积极地防治。

男女在患冠心病的危险性上有区别吗？

如今，冠心病已经成为常见病、多发病、流行病。性别在冠心病的发生发展中扮演什么样的角色呢？

生活中我们常会发现男性冠心病患者数似乎比女性要多，事实也是如此。也就是说，冠心病存在"重男轻女"现象。一般说来，女性发病时间较男性迟10年左右。在25~50岁以前，男女冠心病发生率之比为（2~5）：1，女性在绝经期后逐年增加，60岁以后男女新发病风险基本相似。这是因为女性体内得天独厚的雌激素在起防御作用。雌激素可以降低低密度脂蛋白，升高高密度脂蛋白，高密度脂蛋白具有保护作用。而且雌激素本身具有对血管的自我修复作用，因而能免受心血管疾病的侵袭。女性血液中还存在着较高含量，能够消除血凝块的天然物质——组织型纤溶酶原激活剂。绝经前后这种物质与男子体内的含量大致相当。因此，随着年龄的增加，男女冠心病发病率的差异会缩小。另外，男女之间脂肪细胞的构成和分布存在差异，女性多余的脂肪分布于臀部、腹部和腿部，男性多余脂肪则更多地堆积于腹部，出现了众多的"将军肚"。腹部的脂肪细胞较身体其他部位的脂肪细胞活跃，容易把脂肪输送到血液循环里，进入肝脏后生成低密度脂蛋白，沉着在动脉壁引起动脉硬化、冠心病。男性生活较紧张，吸烟人数远远大于女性，也是造成易患冠心病的重要原因之一。

冠心病的发病与年龄有关系吗？

这个问题的答案是肯定的，即使我们知道年轻人亦有罹患冠心病的，但那是极端现象。冠心病是中老年人的常见病，与年龄有密切关系，多在40岁以后发病，每增加10岁，患病率递增约1倍。冠心病与年龄相关，最明显表现在女性。女性绝经期前，也就是50岁前得冠心病的概率很小，但绝经后随着年龄的增长，罹患冠心病的概率明显增高。

冠心病与年龄相关，其原因有以下几方面：①随着年龄增长，人体生理功能逐渐衰退，如脂代谢异常，主动脉硬化，血管弹性减弱，血管紧张度增高。②近年来人们饮食结构发生变化，吸烟、酗酒量增多，尤其是男性。年龄越大，被这些有害物质毒害时间越长，越容易生病。③老年人内分泌功能及自主神经功能退化，免疫力低下，不能及时修复机体的错误。④随着年龄的增长，血压也逐渐增高。众所周知，高血压是冠心病的高危因素。⑤60岁以上年龄人群，因紧张而繁忙的中年期生活刚刚结束，社会活动突然明显减少，致使一部分人难以适应，表现出情绪低落，性格孤僻，而行为方式的改变也可诱发冠心病。虽然冠心病是老年人的常见疾病，但并不是说只在老年人中才能见到，其实动脉粥样硬化在很年轻的时候就开始了，所以我们预防动脉粥样硬化及冠心病，应该从年轻时就要做起。

为什么说吸烟是冠心病发病的危险因素？

科学研究提示，吸烟与早发冠心病具有显著的联系。我国冠心病患者具有较高的吸烟暴露率，吸烟不仅使冠心病的发生率增加，而且吸烟率高和吸烟量大已成为早发冠心病的重要环境危险因子。吸烟者与不吸烟者比较，冠心病的发病率和死亡率是不吸烟者的3.5倍和6倍。冠心病猝死发生率，男性吸烟者较不吸烟者高10倍，女性吸烟者较不吸烟者高4.5倍，即使不吸烟者也可因被动吸烟而危险增大。大量流行病学资料显示，与吸烟者共同生活的非吸烟者，其因冠心病或心肌梗死而死亡的危险性较不吸烟人群升高30%；而与吸烟者同一工作环境的非吸烟者，上述危险性还要高许多。美国心脏协会在最近的报道中估计，每年将有3.5万~4.0万人因被动吸烟而死于心血管疾病。所以目前资料认为吸烟为冠心病的一个独立危险因素，开始吸烟的年龄越早，每天的吸烟量越大，吸烟的时间越长，患冠心病的可能性也就越大。目前，吸烟者的数量在一些低收入国家呈快速增长趋势。仅在我国就有3亿多人吸烟，约占全球吸烟总人数的1/3。最新的一项调查显示，我国15岁以上男女学生的吸烟率分别为22.4%和3.9%。由此可见，如果我们不能采取有力的措施，以后冠心病的发病人数会大大增加。知道了吸烟可以引起冠心病，我们要"从我做起，从我们的亲人做起——支持戒烟，预防冠心病"。

体力活动少易患冠心病吗？

在日常生活中，我们会发现所有的冠心病患者中，生活在城市特别是大城市的人占大多数，而城市中患冠心病的又以脑力劳动者为主。恰恰相反，农村从事田间劳动的农民或城市中经常参加重体力劳动的人患冠心病的比例却明显地比一般人低。人口普查也发现，体力劳动多的人其冠心病发病率比体力劳动少者低2.5~4倍。还有资料表明，患有冠心病的人参加适当的体力活动，其死亡率明显低于不参加体力活动者。由此我们可以得出这样一个观点：体力活动少易患冠心病！

那么体力活动为何有此效果呢？①从事体力活动可以消耗体内多余的热量，避免过多的热量转变为脂肪，从而降低血脂。我们知道，血脂代谢紊乱是冠心病的罪魁祸首。②体力活动也有助于降低血压，使肾上腺素的活性降低，减少严重心律失常的发生，使心室纤颤而猝死的可能性减少。体力活动还能使微血管扩张，冠状动脉扩张，并促进侧支循环的开放，增加了心肌对缺氧的耐受力。心率变慢，射血时间延长，使心搏量增加。同时，当人在从事较为繁重的体力活动或运动时，呼吸频率比安静时增加2倍以上，每分钟吸入的氧气量可增加5~6倍甚至8~12倍之多，增加了心脏及其他脏器的氧供应。③从事体力活动，可以解除精神紧张，调节人的自主神经功能。④对于糖尿病患者来说，体力活动不但增加外周肌肉细胞对糖的利用，还可改善胰岛素敏感性，具有降血糖作用。

因此，对于从事脑力劳动的人和其他非体力劳动者来说，应该经常参加一些体力劳动和适当的体育锻炼，以减少和防止动脉粥样硬化和冠心病的发生。

微量元素与冠心病的发病有关系吗？

现在社会上我们经常可以看到有些人在补充微量元素，补充微量元素有什么好处？应该补充什么微量元素？微量元素与冠心病到底是什么关系？

人体中有60余种化学元素，其中无机盐钙、镁、钾、钠、硫、磷、氯7种元素在体内含量较高，称为宏量元素。而如铁、锌、铜、锰、硒、锗、铬、钴、镍、钒、镉等约占人体总质量的0.01%以下的化学元素称为微量元素。微量元素具有关键的生物学效应，它和体内各种酶有着重要的协同作用，既是酶活动的兴奋剂，又是酶的抑制剂，它们渗入酶的活性中心并能够控制多种酶类，影响激素的分泌，因此对新陈代谢的调节起着重要作用。目前科学研究表明，人体微量元素的不平衡与心血管疾病的发病，特别是对冠心病的发展有密切关系。有学者将它们大致分为：保护心肌的元素：铬、硒、镧、氟、硅、锌、镍、锰、钒、铁；有害作用的元素：镉、铜、金、钴、砷。

以下简要叙述几种微量元素对冠心病的影响：①锌、铜：就锌而言，体内100多种酶（如碳酸酐酶、DNA聚合酶、碱性磷酸酶等）需要锌进行催化，同时锌也是构成膜脂蛋白的成分，并影响某些膜结合酶如Ca^{2+}–ATP酶、Na^+，K^+–ATP酶等的活性，稳定细胞膜的结构等功能。铜也是构成多种酶的重要成分，是超氧化物歧化酶（SOD）、单胺氧化酶和细胞色素氧化酶的必需元素，参与细胞的氧化还原反应。实验表明，铜/锌比值降低能避免心肌的浸润性损害。冠心病患者的心肌细胞铜/锌比值较高，急性心肌梗死初期锌下降，铜升高，铜/锌之比增高。如病情继续恶化，铜/锌之比进一步增高，以致锌不回升，直至死亡。随着治疗病情缓解，锌可逐渐升高，铜/锌之比降低，最后接近于陈旧性心肌梗死水平。②钴：Chester等指出心肌梗死期钴和胆固醇、甘油三酯均增高，尤其是钴在梗死初期增高明显，其后不再继续增高。③镍：应用外源性$NiCl_2$诱导作用于心脏，证实镍对冠状动脉和冠脉血流均有一定影响，尤其是冠状动脉在心肌缺血、缺氧的条件下，对镍的敏感性明显增加，使扩张的冠状动脉收缩，抑制冠状动脉血压下降，减低心肌缺氧反应。临床观察心肌梗死患者于梗死发作后6小时内镍开始升高（4.9~6.3ng/L），24~36小时达高峰值（5.1~11.4ng/L），48小时开始下降，至第9天后降至正常。④硒：是一种与人体健康关系密切的微量元素。它以亚硒酸盐和硒蛋白的形式存在时，才能被人体吸收利用。低硒能直接促进冠心病的发展，是冠心病死亡诱因之一。特别是血清硒含量低于45μg/L时死亡率显著增高，其主要原因是低硒可损害心肌组织。在临床应用方面，用硒和维生素E复合剂治疗心绞痛患者疗效明显提高，临床症状改善，所以硒对冠心病的病程进展、预后有着不可估量的作用。另外，长期缺铬会导致脂质代谢失调，血胆固醇水平升高，出现动脉粥样硬化斑块，可能是导致冠心病因素之一。铜的缺乏会导致机体中各种酶活性下降，导致动脉粥样硬化，增加血管脆性，促进动脉粥样硬化形成。镁的缺乏会导致胆固醇水平升高，增加则可以降低胆固醇含量，抑制动脉粥样硬化及冠心病的发生。锰能起到防止动脉粥样硬化发生的作用。总之，微量元素对冠心病有着不可忽视的密切关系，其作用机制还有待于进一步研究。

尿酸水平和冠心病有关吗？

尿酸是人体一种正常代谢废物，它是产生痛风的主要原因。人体的一种组成物质嘌呤代谢后最终产物即为尿酸。尿酸的生成增加或排泄不足可导致高尿酸血症，当血尿酸 ≥ 417μmol/L 应考虑为高尿酸血症。国外一项研究通过对高尿酸血症患者进行 10 年随访研究表明，高尿酸血症患者较尿酸正常人群发生冠心病及高血压的危险度增加 10 倍。另一项大型研究结果亦显示，血尿酸水平 >6mg/dl（356.9μmol/L）是冠心病的独立危险因素。因此目前多数学者认为，血尿酸水平升高是冠心病的一个独立的危险因素，尿酸水平与冠状动脉病变程度及范围呈正相关。

正常人群中血尿酸水平男性较女性高，女性绝经后，尿酸水平随年龄增长而升高。研究显示尿酸可通过以下机制对动脉粥样硬化形成和心血管疾病临床过程发挥效应：首先，升高的尿酸水平可促进低密度脂蛋白胆固醇的氧化和脂质的过氧化，这些氧化的脂质会影响血管内皮功能，而内皮功能失调对动脉粥样硬化的发展起到明显的促进作用。其次，升高的血尿酸水平伴随氧自由基生成增加并参与炎症反应，后者在动脉粥样硬化形成过程中起关键作用。最后，升高的血尿酸水平促进血小板聚集，促进急性冠脉综合征患者冠状动脉内血栓形成。

此外，尿酸本身具有两重性，一方面它有致动脉粥样硬化的作用，同时又有抗氧化作用。尿酸是主要的水溶性内源性抗氧化剂之一，循环尿酸水平增高可能是机体试图通过增加内源性抗氧化剂来保护自己免受自由基毒性作用，但最终机体发生了"矫枉过正"，产生过多尿酸，形成尿酸结晶，引起炎症反应。炎症反应明显增加动脉硬化的发生，反而由此引起了冠心病。并且尿酸结晶可引起肾脏损害，再由肾脏病变引起高血压，高血压可引起冠心病。还有试验证实人类动脉硬化斑块中有较高的尿酸，说明尿酸在动脉硬化形成中有直接作用。高尿酸血症亦可致血液循环中的内皮素增高，后者也可诱发和加重冠心病的发生。

牙周疾病与冠心病关系如何？

牙周病是指发生在牙齿周围组织的疾病。根据病变侵犯的部位分为龈炎和牙周炎两类。龈炎的病变主要发生在牙龈组织。牙周炎的病变则同时侵犯牙龈、牙周膜、牙槽骨和牙骨质。菌斑是指黏附于牙齿表面的微生物群，不能用漱口、水冲洗等去除。其是牙周病的始动因子，是引起牙周病的主要致病因素。口腔环境就相当于一个持续性的细菌库，可以不断地诱发机体的免疫炎性反应，使机体处于一个慢性持续性的隐性感染过程中。组成菌斑的细菌种类很多，生活与临床实践中人们发现心肌梗死的患者几乎都有不同程度的牙周疾病。许多回顾性的研究表明患有牙周疾病的患者出现动脉粥样硬化的危险性升高。国外的一项研究表明严重牙周疾病的患者心肌梗死发生率是无牙周疾病者的4倍，心肌梗死的发生率与牙周疾病的严重程度有关，认为牙周疾病是心肌梗死的独立危险因素。使用抗生素控制牙周疾病后能降低机体C-反应蛋白的浓度，并降低心肌梗死的发病率。但也有不少的研究结果不支持牙周疾病是动脉粥样硬化致病因素的观点。

牙周疾病影响动脉粥样硬化的机制目前仍不明了。有研究表明牙周病时的细菌可以黏附和感染冠状动脉的内皮细胞，分泌细胞黏附分子，造成内皮功能失调。内皮功能失调既是动脉粥样硬化的启动因子，又能导致斑块不稳定。可见，牙周疾病既影响动脉粥样硬化的形成，又可能导致急性冠脉综合征。还有研究显示牙周疾病可以影响高密度脂蛋白的代谢，从而引起脂质代谢紊乱引起冠心病。

总而言之，根据目前的研究提示牙周疾病可能与动脉粥样硬化有密切的联系。由于患有牙周疾病的患者人群中有相当大比例的患者有吸烟、肥胖、糖尿病等一些已知的冠心病的危险因素。因此，牙周疾病与冠心病究竟谁因谁果或者二者是否只是上述危险因素作用于不同系统的临床结果，甚至是否仅仅是一种偶然的共存关系，目前仍没有明确的说法。

饮酒与冠心病有什么关系？

饮酒是否会引起冠心病，这对于那些爱酒人士来说可是个大的问题。美国癌症协会主持完成了样本最大的两项关于饮酒与冠心病相关关系的研究，一项包括276800位男性，另一项包括490000位男性及女性，结果显示与中度饮酒者及不饮酒者相比，适量饮酒者冠心病发病率平均降低20%~40%。1999年美国的一项研究对21537例男医生的饮酒情况与心脏性猝死的关系进行研究发现，与极少饮酒或从不饮酒者相比，轻度至中度饮酒者（每周20~60g纯酒精）因心脏性猝死的比例显著降低。不同品种的酒类与冠心病的关系也是不少人关心的问题。总体的研究结果显示，就相同消耗量而言，与啤酒或白酒相比，葡萄酒（尤其红葡萄酒）的保护作用更为明显，提示饮酒与冠心病之间的关联很可能与酒中的其他成分而非酒精有关。红酒、葡萄酒中具有一些抗氧化物质，可以升高高密度脂蛋白的水平，并可以影响若干凝血因子降低血凝块的形成。同时酒精可以防止冠状动脉的收缩，这些因素是酒类降低冠心病发病风险的可能原因。即使饮酒可降低冠心病发病危险，但并不推荐利用饮酒来预防冠心病，尤其是对于一些特殊人群。有证据证明急性醉酒和长期酗酒是脑卒中的一个危险因素，特别是对脑出血影响更大，在老年人中尤甚。老人的适量饮酒虽然可以降低其患冠心病的危险，但却可增加与酒相关的其他疾病的患病危险，其中包括因饮酒与正在服用的其他药物发生相互作用、各种创伤（如摔倒及交通事故）、脑出血、脑梗死等。对于自行选择饮酒且目前并无禁忌要求者而言，最好保持适量，推荐每天饮酒不超过30g纯酒精。对于目前饮酒量超过上述推荐量的人，应降低饮酒量。

饮食与冠心病的发病有关系吗？

饮食与冠心病的发生有着密切关系，我们主要从三大营养物质及维生素的角度来谈饮食对冠心病的影响。三大营养物质是指脂质、蛋白质及糖类。我们知道，高脂高胆固醇食物可加速冠状动脉粥样硬化的发生与发展，且饮食脂肪的质与量对血脂水平均有影响。流行病学调查结果表明饮食脂肪摄入总量与动脉粥样硬化发病率和死亡率呈明显正相关。调查发现摄入脂肪占总能量40%以上的地区，动脉粥样硬化发病率较其他地区明显升高。世界卫生组织证实55岁男性每人每天摄入脂肪量，或占饮食总能量的比例与冠心病死亡率之间呈明显正相关。更为重要的是，我们要知道饮食中脂肪的质比量对动脉粥样硬化发病率影响更加重要。饮食中的必需脂肪酸——亚油酸可降低血清胆固醇浓度和抑制凝血功能，防止动脉粥样硬化形成，起到预防冠心病发生的作用。鱼类含有较丰富多不饱和脂肪酸，吃鱼较多的日本人和吃橄榄油较多的地中海沿岸居民冠心病发病率并不高。卵磷脂可使胆固醇酯化形成胆固醇酯，从而不易在血管壁沉积，或使血管壁的胆固醇转入血浆而排出体外起到防止动脉粥样硬化。糖类本身不促进冠心病的发生，但是如摄入过多，肝脏能利用糖类合成胆固醇，同时糖类过多可致肥胖，而肥胖是高脂血症易发因素，这些均与冠心病的发生有关。对于蛋白质来说，动物蛋白质升高血胆固醇的作用比植物蛋白质明显得多。供给动物蛋白质越多，动脉粥样硬化形成所需要的时间越短。植物蛋白，尤其是大豆蛋白有降低血胆固醇和预防动脉粥样硬化作用。

维生素C可降低血胆固醇、增加血管韧性，使血管弹性增强、脆性减少，从而预防冠心病，反之摄取不足可促进冠心病的发生。维生素E最重要的生理功能是抗氧化作用并增强心肌细胞代谢，提高对应激的适应能力。同时维生素E还具有抗凝血，增强免疫力，改善末梢循环，防止动脉粥样硬化形成的作用。维生素PP是强解脂药物，大剂量治疗高脂蛋白血症有一定疗效，对极低密度脂蛋白和低密度脂蛋白有降低作用，而对高密度脂蛋白则有增高作用，有抗动脉粥样硬化功效。维生素B_6与亚油酸同时应用，可以降低血脂，所以维生素总的来说对预防冠心病可能是有利的（但并不主张用补充维生素的方法来预防冠心病）。其他的还有食物纤维可缩短食物通过小肠的时间，减少胆固醇的吸收，降低高胆固醇血症的指标，而起到预防冠心病的作用；葱、蒜挥发油能防止血清胆固醇增高或降低血液凝固性，起到预防冠心病作用。

总之，饮食与冠心病关系密切，对于食物我们应该有取有舍，达到合理的配伍，更好预防冠心病。饮食总的原则是减少每日胆固醇的摄取，多摄入不饱和脂肪酸，少吃或不吃蔗糖或葡萄糖等简单的糖类，控制总热量使体重维持在标准水平，适当补充矿物质及维生素，不饮或少饮酒。

同型半胱氨酸和冠心病有关吗？

要想知道同型半胱氨酸与冠心病的关系，我们首先要了解什么是同型半胱氨酸。氨基酸是组成人体的必要成分，共有20种，但其中没有同型半胱氨酸。同型半胱氨酸并不是自然界中本身存在的氨基酸，而是蛋氨酸在人体内分解代谢过程中的一个产物。一般来说，空腹时血液中同型半胱氨酸高于5~15μmol/L，即为高同型半胱氨酸血症。

高同型半胱氨酸血症与冠心病关系密切。有研究显示，同型半胱氨酸每升高5μmol/L，男性患冠心病的危险将增加60%，女性将增加80%。高同型半胱氨酸血症可以促进氧自由基和过氧化氢的生成，损伤血管内皮，促进动脉平滑肌细胞增生，激活血小板的黏附和聚集，使机体处于一种凝血功能增强的状态，引起动脉血管炎症反应，这些都会促使冠状动脉粥样硬化的形成，最终导致冠心病。

睡眠呼吸暂停综合征与冠心病有关吗？

睡觉打呼噜（打鼾）在生活中随处可见，有时大家会开玩笑说，如果妻子听不到丈夫打呼噜还会不习惯而失眠呢。其实打鼾并不是小事，它可能损害人们的心脏或其他脏器，严重的还会危及生命。最新调查显示，中国30岁以上的人群中有4%的人患睡眠呼吸暂停综合征。是不是所有的打鼾都是睡眠呼吸暂停综合征呢？睡眠呼吸暂停综合征的标准是什么呢？呼吸停止持续的时间超过10秒即被认为呼吸暂停，睡眠呼吸暂停综合征是指每晚7小时睡眠中，呼吸暂停反复发作30次以上或呼吸暂停超过5次/小时以上，它属于一种具有潜在危险性的疾病。其发病机制目前仍不清楚，但患上这种症状的人一般会出现打鼾、白天嗜睡、夜间憋醒、记忆力减退等症状。

睡眠呼吸暂停综合征与冠心病到底有什么样的关系？

国外研究发现睡眠呼吸暂停综合征患者50%经冠脉造影证实有冠状动脉病变，认为其是除年龄、体重指数、高血压、高血脂、吸烟、糖尿病、高同型半胱氨酸血症之后的又一冠心病危险因素。国内对睡眠呼吸暂停综合征患者观察发现，85%有夜间心绞痛发作，78%已确诊为冠心病。对睡眠呼吸暂停综合征引起冠心病的机制，研究认为睡眠呼吸暂停综合征患者由于夜间反复发作呼吸暂停、上气道阻塞、血氧饱和度及氧分压下降，从而刺激肾脏分泌促红细胞生成素，刺激红细胞生成增多，导致全血黏度明显升高，血液呈高凝状态，且造成红细胞携氧能力明显下降，冠状动脉供血供氧减少，引起心肌缺血缺氧；与此同时，由于血液中CO_2潴留，血液pH值下降，体内产生高碳酸血症，血液黏度进一步增加，血流阻力进一步加大，心脏负担加重，耗氧增加。这两方面因素造成冠状动脉缺血、缺氧，从而引起冠心病或冠心病发作。另外发现睡眠呼吸暂停综合征患者血浆胆固醇比一般人要高，也是引起冠心病的因素之一。

血小板在冠心病的发生中扮演了什么样的角色？

血小板是人类血液成分中的一种组成成分，如果没有了血小板，那么出血后机体就不能进行止血，人就会不断出血而死。血小板是由巨核细胞产生，离开骨髓后，血小板在血液循环中存留9~11天，其中大血小板是新生血小板，含有较多的糖原、腺嘌呤等，功能活性较高。而血小板体积减小时，因其所含有形物质下降，所以活性和功能也有所降低。血小板主要功能是参与组织、血管损伤后的止血过程。

血小板与血管壁相互作用的异常是动脉粥样硬化形成的原因之一。当血管内膜损伤或破裂时，血小板便黏附于内膜下的胶原，血小板随即被激活，引起血小板聚集和形成血小板聚集物（血小板微栓），若有纤维蛋白、红细胞、白细胞和血液中的其他成分混合在一起便形成血栓。血小板在各型冠心病中扮演了重要的角色。首先，血小板在冠状动脉粥样硬化发生和发展中起重要作用。血小板激活后释放一些激素、多肽、前列腺环过氧化物、血栓素（TXA2）和血管活性物质（如血小板转化生长因子和成纤维生长因子）。血小板转化生长因子和成纤维生长因子，可使平滑肌细胞增殖，向内膜移动，并分泌胶原纤维、弹力纤维和糖蛋白，作为纤维脂性斑块的基质，这些可视为动脉粥样硬化病变形成的始动环节。嗣后在平滑肌细胞内、外有脂质沉积而最终形成粥样硬化病变。病变一旦形成，血小板活性增高又加速动脉粥样硬化病变的发展。高血压、高脂血症和糖尿病经治疗，可以改变血小板的高活性。提示这些冠心病的易患因素，除直接损伤血管内膜外，可能还通过血小板活性增高诱发和促进冠心病。其次，不稳定型心绞痛及急性心肌梗死的本质是冠状动脉粥样斑块不稳定，可能溃疡、破裂、出血，血小板便黏附于内膜下的胶原，血小板随即被激活，介导血小板聚集，加速血小板血栓形成，从而引起冠状动脉内血栓形成，阻塞血管，表现为不稳定型心绞痛或急性心肌梗死。所以说，血小板在冠心病中有重要作用。

中医学对冠心病的病因病机是如何认识的？

中医学中没有"冠心病"的病名，根据其主要临床表现，冠心病可以归属于中医"心悸""胸痹""心痛"等范畴内。"心悸"是指自觉心中跳动，惊慌不安的疾病。"胸痹"指胸中血脉痹阻不通，气血凝滞所导致的以胸部闷、痛为主要表现的疾病,"心痛"则指以心胸部疼痛为主要症状的疾患。三者基本涵盖了冠心病的主要病情状况。

中医学认为,不论心悸、心痛或胸痹,其发病原因都是多方面的,常与体质虚弱、饮食劳逸不当、感受外邪(特别是寒邪)、长期情志失调或反复情志刺激等有关,特别是老年体虚或中年过劳患者受上述因素的影响更易发生。在病理机制方面,中医学一般认为本病的发生、发展是一个"本虚标实""虚实夹杂"的动态的复杂过程。"本虚"是指人体脏腑功能失调,气、血、阴、阳的亏损或不足而言,这是冠心病发生的内在基础。《金匮要略》指出:"……阳微阴弦,即胸痹而痛,所以然者,责其极虚也……",《医门法律》则认为:"……胸痹总因阳虚故阴得乘之……",都表明了冠心病的发生是人体正气不足,特别是阳气不足,阴浊之邪得以上乘胸阳,闭阻脉络,导致胸痹等疾患。另外,本病多见于40岁以上中老年人,亦提示高年体衰、脏腑功能减弱是冠心病得以发生的根本。

"标实"指"阴寒、痰浊、气血瘀滞"而言,这是冠心病发生的重要病理因素,其产生都与人体脏腑虚损、功能失调有关。高年体虚,或中年过劳,损伤正气,脏腑功能失调导致阴阳气血虚损,如果再加上寒邪刺激、饮食不节、七情内伤、劳逸失度等不良因素的影响,就会形成"阴寒""痰浊""气血瘀滞"等病理产物,引起阴寒内结心脉,或痰浊闭阻心脉,或气血阻滞心脉,从而使心脉痹阻致病。一般来说,临床上很难见到单一病机的患者,往往以虚实夹杂为多见,特别是以气虚、血瘀最为多见。

症状篇

◆ 隐匿型或无症状型冠心病有哪些临床特点?

◆ 心绞痛发作时疼痛有哪些典型表现?

◆ 心绞痛患者除有胸痛的症状外,还可出现其他症状吗?

◆ 心绞痛是如何分型的?

◆ 心绞痛为什么活动时容易发作?

◆ ……

隐匿型或无症状型冠心病有哪些临床特点？

隐匿型冠心病指临床没有心绞痛发作，但客观检查有心肌缺血的冠心病，亦称无症状型冠心病。患者平时无胸闷胸痛的症状，但常规检查时发现静息或者运动心电图有ST段压低或者T波倒置，放射性核素心肌显像或超声心动图有心肌缺血表现。隐匿型冠心病正日益受到重视，25%~50%的猝死病例，尸检发现有动脉粥样硬化；很多平时貌似健康的无症状的年轻患者，冠脉造影检查发现有明显的冠状动脉病变。

隐匿型冠心病无胸痛症状的原因可能与患者痛觉阈值较高、侧支循环较好和自主神经病变等因素有关。但隐匿型冠心病无胸痛表现，并不意味着预后一定良好。隐匿型冠心病可以突然转化为心绞痛或者心肌梗死，也可以发生恶性心律失常如持续性室速、室颤而导致猝死。所以，对隐匿型冠心病也应积极进行抗动脉粥样硬化治疗，以预防急性冠脉事件的发生。

心绞痛发作时疼痛有哪些典型表现？

胸痛，甚至心绞痛有很多原因，但冠心病心绞痛的发作有典型的特征：①疼痛的诱发因素：心绞痛最常见的诱发因素是体力劳动、运动、脑力劳动和情绪激动。如快速急行、上楼梯或上坡时，疼痛发生于劳力当时，并在停止劳力后疼痛很快消失。饱餐也是诱发心绞痛的常见因素。该因素可单独诱发心绞痛，可发生在进餐当时，也可于进餐后20~30分钟发生。此外，排便、寒冷、大量吸烟等也易诱发心绞痛。自发型心绞痛多在无任何诱因情况下发生，但于清晨活动，如穿衣、洗漱、大小便时发作者，可能是混合因素所致。②疼痛的部位：多在胸骨后或前胸部，很少超过乳头线以外，范围约拳头大小或手掌大小，但也有的表现上腹部不适，或左上肢、颈、咽部、下颌、牙齿等部位（此为疼痛典型，疼痛部位不典型）。③疼痛的性质：患者疼痛常伴有胸部压迫、紧缩或憋闷感，不少患者有咽喉部堵塞或胸部被捆绑的感觉。④疼痛的持续时间：多呈阵发性发作，每次发作持续时间一般为3~5分钟，很少超过15分钟，超过30分钟者可能是急性心肌梗死或非缺血性胸痛。⑤疼痛的伴随症状：绝大多数心绞痛发作的患者自动停止活动，但不会辗转不安，也有伴出汗、气急者。患者常伴有焦虑或濒死的恐惧感，极少数人有暂时性晕厥。心绞痛发作过后，这些伴随症状亦相应消失，并可恢复至疼痛前的状态。个别患者可遗留皮肤感觉过敏或前胸壁发酸异样感。⑥缓解方式：多数发作经休息或去除有关诱因后即能迅速缓解。硝酸甘油对劳力型或自发型心绞痛均有良好疗效。含化硝酸甘油后，绝大多数患者的心绞痛可在3~5分钟之内或更短的时间内迅速缓解。根据这些典型特征就可临床诊断冠心病心绞痛。

心绞痛患者除有胸痛的症状外，还可出现其他症状吗？

心绞痛患者发作心绞痛时除了胸痛，常常还伴随其他症状，最常见是疼痛部位不典型或出现放射性疼痛，如下颌、牙齿疼痛或咽痛，也可以表现为左肩、左上肢内侧、无名指、小指疼痛，甚至背痛、中上腹痛等。如伴有心功能不全时可以出现气促、头晕、乏力、黑矇；伴有心律失常时有心悸甚至晕厥；也可以出现恶心、呕吐、呃逆、腹泻等消化道症状。

心绞痛是如何分型的？

过去心绞痛的分型较复杂，现在新的分型简单地将心绞痛分为稳定型和不稳定型心绞痛两大类。其中稳定型心绞痛患者常在相同活动强度或情绪应激下发生，如步行同样的距离时发作，每次疼痛部位、性质一样，持续时间也相同，停止活动或服用硝酸甘油（或硝酸异山梨酯）能在相同的时间内缓解。稳定型心绞痛疼痛性质1~3个月内稳定不变。稳定型心绞痛的发生机制是患者运动时心脏需氧增加，而冠状动脉粥样斑块造成固定狭窄，冠脉血流不能相应增加，造成心肌氧供需矛盾而引起心肌缺血，从而诱发心绞痛。不稳定型心绞痛包括过去心绞痛分型中的初发型心绞痛、恶化型心绞痛、变异型心绞痛、卧位心绞痛、梗死后心绞痛，其中仅变异型心绞痛还为临床所用。不稳定型心绞痛的发生机制与斑块破裂，斑块内出血及冠状动脉痉挛有关。

心绞痛为什么活动时容易发作？

正常人的冠状动脉循环有很大的储备能力，在剧烈活动时，冠脉血流量能比安静时的血流量增加6~7倍，从安静时300ml/min增加到2000ml/min，从而满足心肌代谢的需要。冠状动脉发生粥样硬化时，静息时冠脉血流尚能满足心肌的氧需求，但活动时心肌氧需求增加，而粥样硬化狭窄病变的管腔却不能相应扩张，导致心肌缺血缺氧。心肌在缺血缺氧的情况下，局部乳酸、磷酸等酸性代谢产物及类似激肽的多肽类物质蓄积，这些化学物质刺激心脏内自主神经的传入神经末梢，经1~5胸交感神经神经节和相应的脊髓段，传入大脑，产生痛觉，就会发生心绞痛。

稳定型心绞痛的发作是否有规律？

稳定型心绞痛胸痛发作的性质在1~3个月内稳定。由于胸痛主要因心脏需氧增加所诱发，所以每次诱发疼痛的情绪激动或体力活动强度相同，比如每次在步行同样的距离或者饱餐后发生；疼痛的部位、疼痛的性质不变，每次持续时间相仿，停止活动能够缓解疼痛或者用硝酸异山梨酯（消心痛）、硝酸甘油在相同的时间内起效。可见稳定型心绞痛的发作是有规律的。

劳力性心绞痛的分级标准是什么？

参照加拿大心血管病学会心绞痛严重度分级标准，将劳力性心绞痛分为4级。Ⅰ级指一般体力活动，例如行走和上楼，不引起心绞痛，但剧烈而持续的体力活动可以引起心绞痛发作；Ⅱ级指体力活动稍受限，步行200m以上及登2楼或2楼以上引起心绞痛；Ⅲ级指体力活动明显受限，步行100~200m以上及登1楼就会引起心绞痛；Ⅳ级指轻微体力活动或休息时就有心绞痛发作。

变异型心绞痛发作时临床表现有何特点?

变异型心绞痛发作无体力劳动或情绪激动的诱发因素，几乎均在休息时发生，尤其午夜到早上8点，发作时心电图表现为有关导联ST段暂时性抬高。变异型心绞痛的发作是由于在冠状动脉粥样硬化的基础上发生了冠状动脉痉挛，但部分患者也可以没有明显冠状动脉病变。其发作特点：①心绞痛多发生于休息和一般日常活动时，与体力劳动和情绪激动无明显关系。②发作常呈周期性，以后半夜、清晨多见。清晨轻度活动易发作，但同等活动置于下午则不易诱发，也可发生于午休时或午休醒后。③发作持续时间差异大，短则几十秒，长则可达20~30分钟，以短暂发作较常见。④发作时有明显暂时性ST段抬高伴对应导联ST段压低，发作缓解后ST段迅速恢复正常。⑤心肌损伤标记物（心肌肌钙蛋白T/I）等正常。⑥硝酸甘油和钙离子拮抗剂疗效佳。

什么是不稳定型心绞痛?

不稳定型心绞痛是介于稳定型心绞痛与心肌梗死之间的一种状态。包括既往心绞痛分型中的初发劳力型心绞痛、恶化劳力型心绞痛、变异型心绞痛、卧位心绞痛、梗死后心绞痛等。

不稳定型心绞痛的发生机制与冠状动脉内斑块破裂血栓形成，斑块内出血及冠状动脉痉挛有关。不稳定型心绞痛患者疼痛发作可无明显诱因，轻微活动或者休息时也可发生，心绞痛发作的次数较前增多，发作持续时间延长，疼痛的范围可能更大或者有左肩、左上肢、牙齿、上颌等部位放射性疼痛，疼痛更剧烈，含服硝酸异山梨酯（消心痛）或者硝酸甘油不能缓解或需要更长时间缓解。不稳定型心绞痛属于急性冠脉综合征。对这类患者应积极采取抗血栓，抗心肌缺血，保护血管内皮等治疗，以免病情恶化，出现低血压、心功能不全、心源性休克等并发症甚至猝死。

什么叫作急性冠脉综合征？

急性冠脉综合征是由于动脉粥样硬化斑块破裂并发血栓形成、斑块内出血、微血管栓塞、血管痉挛等多种因素所导致的心肌供血减少所引发的急性冠脉事件。包括不稳定型心绞痛、急性心肌梗死和心源猝死，其中心肌梗死又包括ST段抬高心肌梗死和非ST段抬高心肌梗死。急性冠脉综合征容易出现急性肺水肿、心源性休克、恶性心律失常、甚至猝死等急性并发症。

什么叫慢性心肌缺血综合征？

慢性心肌缺血综合征是包括稳定型心绞痛、无症状性心肌缺血和X综合征（即微血管性心绞痛）的一组冠心病。相对于急性心肌梗死等急性冠脉综合征而言，病情相对稳定，发病相对缓慢，故而得名。慢性心肌缺血综合征应正规长期治疗，以免恶化为急性冠脉综合征，同样，急性冠脉综合征患者经正规治疗后也可转化为慢性心肌缺血综合征。

冠心病会出现心律失常吗？

冠心病是心律失常的常见病因。心律失常是心脏冲动起源部位、频率和传导的异常。冠心病时，由于冠状动脉痉挛或阻塞，引起心脏传导系统（包括窦房结、房室结、希氏束、左右束支、浦肯野纤维）或心房、心室肌细胞缺血或坏死，导致细胞除极、复极异常，从而可以引起各种异位搏动、缓慢或快速型心律失常。冠心病可以仅出现室性期前收缩、房颤、甚至室颤等心律失常，而不出现心绞痛。可见，冠心病可以出现各种心律失常。

冠心病会引起心脏瓣膜病变吗？

心脏瓣膜的正常开放和关闭有赖于瓣膜装置（包括瓣膜、瓣环、腱索和乳头肌）和心房、心室结构功能的完整性。这其中任何组分发生病变都可以引起瓣膜开放或关闭受限。冠心病是引起心脏瓣膜病变的一个重要的原因。如果供应二尖瓣乳头肌的冠状动脉发生粥样斑块狭窄，就会引起二尖瓣乳头肌供血不足，乳头肌功能障碍，导致收缩期二尖瓣瓣叶脱垂到心房，引起二尖瓣关闭不全，即二尖瓣脱垂综合征。当冠心病发生左心功能不全、心脏扩大时，由于瓣环扩大也可以导致二尖瓣相对性关闭不全。可见，冠心病可以引起心脏瓣膜病变。

冠心病会导致心力衰竭吗？

心力衰竭是指由于心脏结构和功能的改变，使心脏泵血或充盈功能障碍，从而引起头晕、乏力、气急或水肿的临床综合征。冠心病是心力衰竭的重要病因。冠心病既可以引起心脏收缩功能障碍，也可以导致心脏舒张功能障碍。冠心病时，由于冠状动脉狭窄或闭塞，局部心肌细胞发生缺血、缺氧、心肌细胞破坏，引起心肌收缩蛋白丢失，心肌收缩力减弱，导致心脏收缩功能障碍；心肌间质增生、瘢痕形成也影响心室收缩和舒张功能。

冠心病能引起患者精神情绪障碍吗？

冠心病患者由于反复发作胸痛，或者伴随气急、心悸、乏力、头晕等症状，或既往发生过急性冠脉事件，容易产生紧张、焦虑、抑郁、烦躁、社会孤立等精神情绪障碍。同时紧张、焦虑也使交感神经张力增加，血清皮质素分泌增多，引起血压上升，冠状动脉痉挛等，从而促发心绞痛。所以冠心病与焦虑、抑郁等负性情感相互影响，互为因果。针对有焦虑、抑郁等情绪障碍的患者，应针对冠心病积极治疗，缓解胸痛和气急等症状；同时抗焦虑和抗抑郁治疗也能缓解患者的疼痛、气急和心悸等症状。

如何识别急性心肌梗死的先兆症状？

急性心肌梗死是由于供应心肌血液的冠状动脉突然闭塞，冠状动脉内的斑块和血栓阻塞血管腔，使血流不能供应心肌氧和营养。心肌失去血液供应就会坏死。容易发生急性闭塞的冠状动脉一般本身有病变，血管壁上有动脉粥样硬化的斑块或血管内皮本身已经有损伤。如果斑块本身比较稳定，没有破裂、出血，血管内不会急性形成血栓，阻塞管腔。冠状动脉的斑块可导致血管狭窄，如果狭窄不严重，患者一般活动下不会出现心绞痛。当斑块慢性积累，逐渐扩大导致血管严重狭窄时，有些患者可在轻微活动下就有心绞痛的发生。多数急性心肌梗死的发生都是由于在冠状动脉有病变的基础上，斑块突然破裂、出血，形成血栓，堵塞管腔造成的。因此，急性心肌梗死的发生很多有一定的诱发因素。我们在临床工作中可见患者在与人争吵后，打架或追打后，突然的精神打击后，过度激动后，突然剧烈的运动后，炎症感染后，创伤或外伤后，睡眠少，饱餐后，以及吸食了非法毒品后等等情况下突然发生胸痛，到医院后发现其发生了急性心肌梗死。上述诱因主要引起血压的突然升高，心率加快，血液内的有些缩血管或应激的激素升高，冠状动脉血管痉挛，以及其他机体的一些反应触发了冠状动脉内斑块的破裂。当然，也有些时候心肌梗死可以没有明显的诱因而发生。

稳定的冠状动脉狭窄引起的心绞痛常发生在一定活动量或一定的情绪压力下，我们称为稳定的心绞痛。如果患者心绞痛发作的情况与以往相比有变化，如：比以往轻的活动量下就能诱发心绞痛；心绞痛的发作较以往更频繁；心绞痛发作持续的时间较前延长；疼痛较前加重了；以前硝酸甘油等药物很容易缓解的心绞痛，现在药物的疗效不好了；或以前从未有过心绞痛，此次为初发心绞痛等等。所有这些情况都预示患者稳定的心绞痛已经变得不稳定了，随后发生急性心肌梗死的概率很大。约50%的急性心肌梗死患者有前驱症状，在发病前数日全身的乏力、胸部不适、活动时心悸、气急、恶心呕吐、腹泻、便意、头晕、烦躁、濒死感等等，因此，发现先兆应及时住院处理。

什么情况下考虑发生了急性心肌梗死而不是心绞痛？

急性心肌梗死时的疼痛部位和性质与心绞痛类似，但程度较重，有时难以忍受；疼痛时间延长，通常可持续半小时以上，多数持续数小时，或1~2天，休息和含化硝酸甘油多不缓解。患者同时有烦躁不安、出汗、恐惧或有濒死感。少数患者无明显疼痛，首先表现为休克和心衰，更严重的冠状动脉血管病变患者可初发表现为猝死。相关的检查如，心电图可见特征性心肌梗死的图形并有动态变化；抽血检查反映心肌坏死的酶可见升高；心脏超声心动图可见心肌运动的异常等等。而心绞痛没有上述特点，可反复发作疼痛，但一般持续1~5分钟，很少超过半小时，不像心肌梗死一样疼痛持续存在。一般心电图在发作时有缺血表现，疼痛缓解后心电图可恢复正常。心肌酶一般不升高。

急性心肌梗死时的胸痛有何特点？

急性心肌梗死最常见的症状是严重的胸痛。心肌梗死的疼痛程度不一，在某些情况下是无法忍受的，多发生在凌晨。对于既往有心绞痛发作的患者，疼痛发生的部位和性质常类似于心绞痛，但疼痛持续时间较长，通常超过30分钟，多数情况下疼痛持续可达数小时。这种不适被描述成紧缩感、烧灼感、压迫感或压榨感。通常，患者自我感觉是胸部重压感。疼痛位置通常位于胸骨后，可向前胸两侧放散，好发于左侧。通常，疼痛向左臂内侧放射，发散，引起左侧胸部、手及手指的不适感。某些患者，急性心肌梗死的疼痛最初发生于上腹部，引起腹部的一系列不适，如胃灼热感。

还有些患者，心肌梗死的不适可以向肩背部、上肢、颈部、下颌放射。因此有时被误诊为胃肠炎、牙齿的疾病等。在既往有心绞痛的患者，心肌梗死所致的疼痛与心绞痛有时很相似，但是心肌梗死所致的疼痛通常更严重，持续时间更长，休息或含硝酸甘油无法缓解。

某些急性心肌梗死患者的症状也可不表现为胸痛，而是胸闷、心慌、呼吸困难或明显的乏力或头晕、晕厥。这些症状可能同时伴有出汗、恶心和呕吐。有些患者还可出现焦虑。50%以上ST段抬高心肌梗死及严重胸痛患者有恶心和呕吐。下壁心肌梗死患者比前壁心肌梗死患者这些症状更多见。老年人、女性和糖尿病患者的急性心肌梗死等多表现为非疼痛性。女性及老年人的表现可如此不典型，应引起医生及家属的注意。糖尿病患者由于末梢感觉神经不敏感，其急性心肌梗死可以是无痛性的，因此，对于合并上述不适症状的糖尿病患者应常规检查心电图等。

急性心肌梗死早期血压是否会升高？

急性心肌梗死早期如果心肌坏死的面积不大，患者由于疼痛、烦躁、焦虑等一系列不适持续存在，可激活其交感神经系统，使心率加快，血压升高。但是，多数患者心肌梗死发生后，心肌收缩力下降，心脏排血功能受到影响，血压可能在原来的基础上下降。高血压患者在心肌梗死后其血压可能不高了，基础血压就不高的患者，可能持续低血压。有些患者疼痛发作时可反射性刺激迷走神经，可诱发血压下降。如果心肌梗死面积广泛，患者可发生低血压休克，表现为烦躁不安、面色苍白、皮肤湿冷、大汗、神志淡漠等。

急性心肌梗死时有哪些全身症状？

急性心肌梗死的患者由于坏死的心肌组织会被机体吸收，可引起发热、心跳加快、白细胞增高以及血沉加快等。一般在疼痛发生1~2天出现。发热一般在38℃左右，很少超过39℃，持续1周左右。由于发热伴随有白细胞升高很容易被误诊为感染，应注意鉴别。感染引起的发热和白细胞升高的程度都较高，但是也应小心感染与心肌梗死合并存在的情况。因为，感染本身就可诱发急性心肌梗死的发生，所以也应留心是否存在感染的情况。急性心肌梗死还可引起胃肠道的症状，如恶心、呕吐和上腹部胀痛，容易与胃肠道的疾病相混淆。尤其是老年人心肌梗死症状有时不典型，出现上述症状时更应注意进行心电图检查以发现心肌梗死。有些患者由于心肌梗死后心肌的电学活动不稳定可能发生缓慢的或快速的心律失常，患者可能出现乏力、头晕、晕厥。严重的患者第一次发生心肌梗死就可能表现为猝死。

急性心肌梗死可有哪些严重的并发症？

急性心肌梗死发生后可引起一些严重的并发症：心脏乳头肌功能不全或断裂，心脏破裂，心室壁瘤，栓塞，心肌梗死后综合征。心脏乳头肌是牵拉心脏内一个重要瓣膜关闭的重要肌肉，其功能不全或断裂的发生率非常高，可达50%，引起瓣膜关闭不全，导致心衰，多见于下壁心肌梗死。心脏破裂较少见，常在心肌梗死后1周内出现，依据破裂部位的不同，患者的预后可不同。心脏外壁破裂可造成心包压塞，引起患者猝死。心室间隔破裂可造成穿孔，引起心衰和休克等，如果对治疗的反应差也可在数日内死亡。总之，心脏破裂虽然少见，但却有致命性。心肌梗死后还可发生心室壁瘤，局部心肌无收缩力，可膨出，瘤内还可发生血栓。这种室壁瘤很少发生破裂，但是却可引起心衰和恶性心律失常。瘤内的血栓有脱落的危险，如果脱落顺血流流入动脉系统，可造成脑和外周动脉的栓塞。心肌梗死患者卧床时间长可引起下肢静脉内形成血栓，如果没有及时发现和治疗，血栓脱落入静脉系统可以引起肺动脉的栓塞，有时也是致命性的。心肌梗死后数周至数月内还可出现一种"心肌梗死后综合征"，发生率为10%，可反复发生，表现为心包炎、胸膜炎或肺炎，有发热、胸痛、白细胞升高和血沉增快等症状，可能是机体对坏死物质的过敏反应。

急性心肌梗死合并心力衰竭时有哪些表现？

心肌梗死后心脏的收缩力和舒张力显著减弱或不协调，可出现急性心力衰竭，发生率为32%~48%。在心肌梗死后数天出现，或是在疼痛或休克好转阶段出现，表现为呼吸困难，咳嗽，咯白色泡沫或粉红色泡沫痰，口唇发绀，患者可烦躁不安，严重可出现肺水肿。右心衰可表现为颈静脉怒张、肝脏大、下肢水肿。重度心衰最后可发生心源性休克。

为什么急性心肌梗死发病部位不同，临床表现也不相同？

急性心肌梗死患者可能有很多的临床表现。右室心肌梗死患者可表现出明显的颈静脉怒张及三尖瓣反流。第三心音通常反映为左室充盈压力增加，左室严重功能失调。在急性心肌梗死以及二尖瓣功能失调（乳头肌功能不全，左室扩张）引起的二尖瓣反流患者可闻及收缩期杂音。左室功能不全可能导致肺水肿、低血压及外周血管灌注降低，引起肢端发凉及肢端发绀。

急性心肌梗死时在哪些情况下易出现心脏破裂？

急性心肌梗死后可并发心脏破裂，涉及左心室和右心室，按照发病率高低排列依次是游离壁（外壁）、心室间隔、左心室乳头肌。左心房或右心房很少发生破裂。心脏破裂可引起心包填塞，心室间隔缺损，急性二尖瓣反流或形成假性动脉瘤。对于较小面积的心肌梗死，心脏破裂可发生在3~5天后。少数患者可同时存在游离壁和室间隔或乳头肌的破裂。

下列因素可促使急性心肌梗死后心脏破裂的概率增加：心脏内压力增加，如动脉血压增加，心肌加强收缩排血，使心脏腔内压力升高；心肌坏死，炎症反应明显，基质胶原溶解等等。有10%左右的急性心肌梗死患者会出现心脏破裂，其导致的死亡率约占入院后死亡的15%，是位于心脏泵功能衰竭后的第二位死因。据报道女性比男性更容易发生心脏破裂，比例约为1.4：1。60岁以上的老年人更常见。心脏破裂可发生于急性心肌梗死后的1~3周。多数破裂发生在心肌梗死后的3~5天。老年女性，尤其是反复有心肌梗死后心绞痛的患者，以及收缩压持续高的患者更容易出现心脏破裂。心肌梗死急性期使用了非甾体类抗炎药物或激素，可干扰心脏愈合过程，容易发生心脏破裂。心肌梗死超过11个小时以后才进行干预的患者，心脏破裂的概率也增加。降低心脏破裂危险的保护性因素包括：左心室肥厚；既往有心肌梗死或缺血性心肌病史；早期使用倍他乐克（美托洛尔）等 β 受体阻滞剂类药物；早期及时的经皮冠状动脉血管的开通干预。

急性心肌梗死患者心脏破裂前有何先兆？

患者的胸痛剧烈而持续不缓解或缓解不明显，心电图广泛的ST段抬高没有明显的回落，患者表现躁动焦虑。心肌梗死后出现心包炎，表现为胸膜性胸痛，即胸痛随呼吸幅度的加大而加重。可以用听诊器听到摩擦音，这一般提示心肌已经坏死，影响到了心脏的外层，增加了心肌梗死心脏破裂发生的危险。突然出现气短、胸痛、休克、多汗、不能解释的呕吐、皮肤湿冷、晕厥，预示着心肌梗死后出现了室间隔的破裂。

左室游离壁破裂有何临床特征？

多数左室游离壁破裂患者会出现急性肺水肿、心源性休克或循环衰竭。心脏压塞导致的心源性休克表现为突然出现心跳减慢，肺内呼吸音清楚，颈部静脉充盈。有些患者的初发表现可以是猝死。游离壁破裂常合并出现心跳减慢，电信号和机械收缩分离的情况（即心电图可以看到心脏有电的活动，但是听不到心跳，也看不到心脏有收缩的现象，患者的心脏没有有效的收缩）。

右心室梗死的常见临床表现有什么？

右心室梗死多是由于右冠状动脉急性闭塞后引起的。有30%~50%下壁心肌梗死的患者同时合并右心室梗死。下壁心肌梗死后出现血流动力学的不稳定多提示合并右心室梗死。10%的前壁心肌梗死的患者也可合并出现右心室梗死。右心室梗死可表现为无症状的右心室功能不全或心源性休克，许多患者可在数周至数月恢复正常。其特征表现是：低血压；肺部没有左心室衰竭后出现的湿啰音，比较干净；颈静脉压升高。约有48%的患者合并Ⅱ度或Ⅲ度房室传导阻滞，一旦出现，提示患者预后较差，患者的表现是心跳很慢或停跳。30%的右心室心肌梗死患者可出现心房颤动。其他还可出现室性心律失常，室间隔穿孔等等。

冠心病会导致猝死吗？

冠心病可以有许多表现类型。无症状性心肌缺血型也称为隐匿型冠心病，患者无症状，但客观检查可发现缺血的证据；心绞痛型，多表现为一过性心肌缺血引起的胸痛；心肌梗死型，由供应相应心肌的血管突然闭塞引起；缺血性心肌病，表现为心脏扩大，心力衰竭，心律失常，是长期心肌缺血导致心肌纤维化引起的；最后一型为猝死型，多是由于缺血心肌局部电生理紊乱引发的严重的室性心律失常所致。我们身边并不少见由于冠心病引起患者猝死的病例。实际上，猝死最常见的原因是心血管疾病，其中以冠心病为最多。50%的冠心病的死亡是猝死。分析这些死亡的原因可见恶性心律失常是致死的主要原因，包括快速型心律失常如室速和室颤，以及缓慢型心律失常如房室传导阻滞和心脏停搏。

诊 断 篇

- ◆ 哪些常用手段有助于诊断冠心病?
- ◆ 无症状型冠心病怎么检查?
- ◆ 心绞痛发作时的心电图是什么样的?
- ◆ 变异型心绞痛发作时心电图有何特点?
- ◆ 单靠心电图能诊断冠心病吗?
- ◆ ……

哪些常用手段有助于诊断冠心病？

诊断冠心病的手段很多，询问症状、血液学检查、心电图、胸部X射线、心脏超声、放射性核素显像、多层螺旋CT冠状动脉成像、冠状动脉造影和冠状动脉血管内超声等都是有效的手段。这些方法在各章节都有详述，这里简单提一下。

（1）典型心绞痛症状　一般由于劳累或情绪激动诱发的，位于胸口，手掌大小，贯穿前胸，并放射至左肩、左臂内侧、咽喉，下颌的压迫、发闷、紧缩，胸口沉重感，休息3~5分钟，或者口含硝酸甘油后缓解。大多数患者，根据典型的心绞痛病史即可初步诊断。

（2）血液学检查　除急性心肌梗死外，血液学检测一般不用于冠心病的确诊。

（3）心电图　这是一种简单而有效的检查手段，尤其是胸闷发作时的心电图可以发现心电图缺血性改变。如果不能在有症状时做心电图，可以进行活动平板运动试验或踏车运动试验，同样可以诱发心肌缺血。24小时动态心电图最大优势是可以记录发生症状时是否有心肌缺血和当时的活动情况，这对于冠心病诊断有很大帮助。

（4）胸部X射线　胸部X射线不能为冠心病诊断和危险分层提供依据，但对某些可疑心力衰竭患者的评估有指导意义，也有助于鉴别肺部疾病。

（5）心脏超声　心脏超声如果发现心室局部活动异常，提示罹患冠心病可能性大。

（6）冠状动脉造影　这是诊断冠心病比较准确的方法，曾被称为"金标准"。这种方法可以直接看到冠状动脉的病变，可谓一目了然。"哪里狭窄了、堵了多少、是否需要放支架"等等问题都可以一起回答。血管内超声能直接看到血管病变的粥样斑块，为冠心病诊断提供最直接的证据，往往同冠状动脉造影一起做。两者结合是目前诊断冠心病真正的"金标准"。

（7）多层螺旋CT显像冠状动脉成像（CTA）　这是一种无创的直接

"看见"血管是否狭窄的有效方法，其最大的好处就是安全、不用"动刀受苦"。不过，目前准确度还不是很高。也就是说冠脉CTA是正常，往往血管真的没问题；如果CT结果是血管有狭窄，则不一定真的有问题，因为钙化病变往往导致高估狭窄程度，最好做冠状动脉造影进一步明确诊断。

（8）其他方法　心肌缺血负荷试验，包括负荷心电图、负荷超声心电图和核素心肌负荷显像，是反映心肌灌注水平的一种方法。核磁共振的冠状动脉血管重建也是正在研究的新方法。正电子发射断层扫描也可用于心肌灌注显像，但价格昂贵，仅在微血管疾病中对于血流定量具有独特优势。

无症状型冠心病怎么检查？

无症状型冠心病是指无临床症状，但客观检查有心肌缺血表现的冠心病，亦称隐匿型冠心病。临床可表现为未被识别或无症状的心肌梗死、既往无症状的陈旧性心肌梗死、慢性稳定型心绞痛心肌缺血发作时有时可无症状、无先兆症状的猝死等。因此对于无症状型冠心病患者关键是早发现、早诊断、早治疗。具有年龄大于40岁、男性、吸烟、血脂异常、高血压、糖尿病、脑卒中、家族遗传史、长期缺乏体育锻炼、大量饮酒、肥胖等冠心病危险因素的高危人群，即使没有症状，也应该定期进行相关检查，明确心脏情况。

心电图是最常用的检查方法，有时可以看到缺血性改变，但对于多数无症状患者，普通心电图没有明显异常的改变，但可作为病情变化时心电图参照。活动平板运动试验或踏车运动试验也是比较常用的方法。在极限运动或次极限运动量下，心肌耗氧量增加，而心肌血氧供应不能及时跟上，从而发生心肌缺血，多数患者可以在心电图上有所反映，发现缺血性改变。对于危险因素较多而心电图表现模棱两可的患者，可以做放射性核素心肌显像、多层螺旋CT冠状动脉成像或负荷心脏超声检查。必要时可行冠状动脉和左室造影，冠脉血流和心肌代谢产物测定及血流动力学监测等。

心绞痛发作时的心电图是什么样的？

心绞痛发作时，典型心电图表现为两个相邻导联ST段水平或下斜行压低0.1mV以上，发作缓解后恢复，有时出现T波倒置。也有静息时心电图有ST段压低或T波倒置者，发作时心电图变为无压低或直立，称为"假性正常化"。多种传导障碍也可以发生于心绞痛患者，最常见的是左束支传导阻滞和左前分支传导阻滞，此外也可出现各种心律失常。当然，也有部分患者心绞痛发作时心电图并无明显改变。

变异型心绞痛发作时心电图有何特点？

变异型心绞痛患者发作时心电图表现：①发作时有明显暂时性ST段抬高伴对应导联ST段压低，发作缓解后ST段迅速恢复正常。②T波增高，发作缓解后，可出现T波倒置，倒置的T波可在数分钟、数小时、数天恢复正常。③u波可呈一过性倒置。④R波在发作时可增高或增宽、S波波幅减小。⑤偶见一过性q波，但无急性心肌梗死的证据。⑥如发作前ST段呈压低或T波倒置者，发作时ST、T可正常，即"伪改善"。⑦发作时或发作后的短时间内，常伴各种类型的心律失常。⑧以后如发生心肌梗死，梗死部位多与ST段抬高的导联部位相符合。变异型心绞痛患者未发作时心电图一般无特征性表现。因此变异型心绞痛在发作时与静息时的心电图对比观察格外重要。

单靠心电图能诊断冠心病吗？

冠心病是心脏血管病变，而心电图是记录心肌电活动的方法。只有血管病变影响了心肌的电活动时心电图才能有所反映，临床研究发现冠心病患者静息心电图有50%没有明显异常。心肌病、高血压、电解质异常、神经因素和部分药物都会影响心电图的判断，也有少部分冠脉正常的人心电图有ST段压低型改变。

临床上只有两种情况单凭心电图可诊断冠心病：一种是急性ST段抬高型心肌梗死，具有典型的胸痛和心肌梗死心电图的动态改变；另一种是胸痛时伴心电图ST段压低和（或）T波改变，缓解后心电图恢复同前。总之，心电图检查不是早期诊断冠心病的敏感方法，单靠心电图不能诊断所有冠心病，但一部分冠心病患者可单靠心电图诊断。

什么是心电图的运动试验，包括哪些方法？

心电图运动试验是对怀疑有冠心病的患者通过运动给心脏增加负担，从而激发心肌缺血的心电图检查。对于有典型心绞痛症状并且运动试验阳性的患者，诊断冠心病的准确率达95%。运动试验最常用的方法包括二级梯运动试验、分级踏板或蹬车试验，后二者又分别称为活动平板运动试验或踏车运动试验。二级梯运动试验的特点是方法简单，比较安全，缺点是运动量比较小，尤其对长期参加较强体力劳动的人，3分钟运动对他们似乎没有增加什么负担。所以对平素运动量较大的人，最好做后两种运动试验才有意义。而对年老体弱的人来说，二级梯运动试验是比较安全的一种检查方法。活动平板运动试验或踏车运动试验应用人群较广，具有更高的准确率，是目前较常用的方法。

二级梯运动试验的方法及阳性评定标准是什么？

二级梯运动试验又称为马氏试验，试验时首先根据受检者年龄、性别及体重查出规定的登梯次数，根据登梯次数调整好节拍器的频率。然后指导受检者在两级梯上往返运动，转动时间为3分钟。运动后平卧位描记即刻、2分钟、4分钟、6分钟的心电图。

如运动中出现：①典型心绞痛；②运动后心电图出现ST段水平或下斜行压低≥0.1mV，或原有ST段压低者，运动后在原有基础上再下降0.1mv，并持续超过2分钟后逐渐恢复正常；③运动中血压下降；即为二级梯运动试验阳性。若出现ST段压低0.05mV，或T波倒置，或各种心律失常，则为可疑阳性。二级梯运动试验很难达到最大心肌氧耗量，阳性率偏低，缺少足够的"温醒"过程，目前很少用于临床。

如何进行活动平板运动试验？

活动平板运动试验是让受检者迎着转动的平板就地踏步，调整踏步速度和倾斜度使运动强度逐步升级，当心率达到按年龄预计的最大心率或者85%~90%的最大心率为负荷目标，分别称为极限量和次极限量，对年龄较大或体弱或有心脏病者宜采用次极限量。

（1）试验方法　采用常规导联和CU导联（负极放置胸骨柄处，正极分别放置于V_4、V_5、V_6处）、CC导联（负极放置于V_5R处，正极同CU导联）。运动前记录平静时12导联心电图，然后让受检者在具有一定坡度和转速的活动平板上做就地踏步运动。健康个体多采用标准Bruce方案。运动量分7级。运动时从低负荷运动量，即从1级（速度2.7km/h、坡度10%）开始，每级运动3分钟，各级之间不休息。运动中，每一级的坡度增加2%，2~7级的平板转动递增速度分别为4.0、5.4、6.7、8.0、8.8、9.6km/h，运动中连续示波观察CU、CC导联的心电图改变，运动量每提高1次，记录一段CU、CC导联心电图，并测量1次血压，当达到预期心率（年龄预计的最大心率=220−年龄）并维持1~2分钟后，可终止运动。随即平卧位，依次描记即刻、2分钟、4分钟、6分钟的CU、CC导联心电图，也可以增加描记V_6、V_5、V_4、Ⅰ、Ⅱ、Ⅲ、aVF或aVL导联心电图。如6分钟心电图仍未恢复运动前图形，应继续每分钟描记1次，直至恢复正常为止。对于老年人和冠心病患者可采用改良的Bruce方案，方案根据个体化进行调整。运动耐力以METs评价而非运动时间。

（2）检查中注意事项　在运动中出现下列情况之一时，应终止运动并卧床描记心电图：①随运动负荷的增加收缩压较基线水平下降>10mmHg，伴随其他缺血证据；②中−重度心绞痛；③出现神经系统症状如：共济失调、头晕、接近晕厥；④灌注不良的征象：发绀、苍白；⑤出现影响监测

ECG及收缩压的技术故障；⑥受试者不能耐受而拒绝继续运动；⑦持续室性心动过速；⑧无病理性Q波的导联出现ST段抬高≥1.0mm（V_1及aVR导联除外）。患者受检查后应卧床休息20~30分钟，无不适方可离去。

进行活动平板运动试验应注意什么？

受检者应充分休息，试验前禁吸烟、饮浓茶及咖啡，禁用硝酸酯类扩血管制剂、洋地黄或奎尼丁等药物。应在进餐后3小时以上进行，12小时内禁止过度体力活动，衣着舒适，试验前应常规记录1次12导联心电图作为对照。医师简要询问病史和体格检查，排除禁忌。

如何判定活动平板运动试验是否阳性？

运动中或运动后出现以下几种情况可判断为活动平板运动试验阳性：心电图ST段缺血型压低≥0.1mV并持续2分钟以上，或运动中出现典型心绞痛，或运动中出现血压下降。可疑阳性为ST段下移<0.1mV。

怎样进行蹬车运动试验？

蹬车运动试验是让受检者坐在配有功率计的特别脚踏车上做踏车运动，通过调整蹬车的运动量，逐渐增加运动强度，分为1~8级。每级运动2~3分钟，直到达到预期的心率为止，分别记录运动前、运动中、运动后心电图，其试验方法与判断标准与活动平板运动试验相似。

心电图的运动试验可有哪些并发症？

目前已经公认，心电图运动试验是一种简便、实用、可靠的诊断检查方法，如能遵循周密制定的方案，严格掌握试验的禁忌证，是安全的。但是在运动试验中有可能出现各种并发症，危及生命的并发症主要有：心肌梗死、急性肺水肿、猝死、低血压休克、充血性心衰及缓慢性心律失常（如：窦性心动过缓、交界性心律、室性心律失常、房室传导阻滞、心脏骤停），并发症总的发生率为 1.2/万 ~2.4/万。

哪些患者不能做心电图的运动试验？

为了避免和减少并发症的发生，下列情况下不应进行心电图的运动试验。

绝对禁忌：①未控制的不稳定型心绞痛或急性心肌梗死初期；②未有效控制心律失常而影响血流动力学不稳定；③左心功能不全及失代偿性心力衰竭；④有症状的严重主动脉瓣狭窄；⑤急性肺栓塞；⑥伴有其他心血管病，如心肌炎、心包炎、主动脉夹层。

相对禁忌：①已知冠状动脉左主干病变；②重症高血压（收缩压 >200mmHg 及 / 或舒张压 >110mmHg）；③中度狭窄的心脏瓣膜病；④未能纠正的电解质紊乱；⑤肥厚性心肌病或引起流出道梗阻的其他心脏病；⑥不能耐受充分运动的生理和心理障碍；⑦高度房室传导阻滞。

运动试验能判断冠心病程度吗？

运动试验是通过极限量或次极限量运动增加心脏负荷，从而激发心脏缺血表现。因此运动试验能够在一定程度上反映冠心病的程度，提示缺血的部位。但另一方面，我们也应该看到运动试验只是间接通过心电图来反映心脏电活动，并不是直接观察冠状动脉病变严重程度。因此运动试验对于冠心病的程度只有提示作用，不能作为直接判断的依据。

什么是动态心电图，与普通心电图相比有哪些优、缺点？

动态心电图是连续记录 24 小时或以上的心电图，可以从中发现心电图

ST-T改变和各种心律失常，出现心肌缺血或心律失常的时间可与患者的活动和症状相对照，从而发现心肌缺血的证据。动态心电图适合于检查不能进行运动试验的可疑冠心病患者。

如何提高心绞痛心电图检查的阳性率？

做心电图检查要掌握好检查的最佳时机，比如一过性心肌缺血，发作时胸闷、胸痛、气短，如果在此时立刻进行心电图检查，就可能及时捕捉到患者心肌缺血的心电图改变。如果休息一会儿或服用了某些药物，患者的临床表现得到一定程度的缓解，心电图就表现为正常。还可以考虑将运动试验与心电图检查结合起来提高诊断符合率。对一过性心律失常或心肌缺血等患者，还可建议做24小时动态心电图检查。一般来说，在患者感觉最痛苦、自觉症状最明显、临床表现最突出的时候进行心电图检查，是最理想的检查时机。

急性心肌梗死的心电图是什么样的？

大部分急性心肌梗死（急性ST段抬高型心肌梗死）患者可记录到典型的心电图改变。对于有Q波心肌梗死，在坏死区域相对应的导联可以出现以下特征性改变：①宽而深的Q波；②ST段抬高呈弓背向上型，呈单相曲线；③T波倒置，往往宽而深；④对应镜像导联ST段压低。但对于一部分患者心电图没有上述改变，称为非ST段抬高型心肌梗死。

什么叫心肌梗死心电图的动态演变？

对于多数Q波心肌梗死者，心电图动态改变表现为：①起病数小时内，可无异常，或出现异常高大的T波；②数小时后，ST段明显抬高，弓背向上，与直立的T波相连呈单相曲线；③数小时到2天内出现病理性Q波，同时 R 波降低。这是心梗的急性期改变。多数患者 Q 波永久存在。如果不进行干预，ST 段抬高持续数天到 2 周后逐渐回到基线水平，T 波变为平坦或倒置。这是心梗的亚急性期改变。数周至数月后，T 波呈 V 形倒置，为慢性期改变，T 波倒置可永久存在，也可在数月到数年内逐渐恢复。对于无 Q 波心肌梗死，大部分显示 ST 段普遍压低，继而显示 T 波倒置，但始终不出现 Q 波。

单纯靠心电图能诊断急性心肌梗死吗？

根据第四版"全球急性心肌梗死定义"标准，心肌梗死指急性心肌损伤（心脏肌钙蛋白）动态演变，同时伴有急性缺血临床证据：①典型的心肌梗死症状，包括心前区压榨样疼痛，程度较重，持续时间长，休息或服用硝酸甘油不能缓解，常有烦躁、出汗、恐惧、濒死感等；②典型急性心肌梗死心电图的动态变化；③新发病理学 Q 波；④影像学检查发现室壁节段活动异常；⑤冠状动脉造影或腔内影像学检查证实冠状动脉血栓形成。根据肌钙蛋白升高 +1 项心肌缺血证据，可诊断急性心肌梗死。但具有典型心肌梗死症状的患者，如伴有典型急性心肌梗死心电图的动态变化，也能确诊急性心肌梗死。当然，对于非 ST 段抬高型心肌梗死患者没有明显心电图表现，单纯靠心电图就无法诊断急性心肌梗死。如心肌梗死后室壁瘤形成的患者和急性心肌炎患者，可有 ST 段抬高却不是急性心肌梗死发作，不过其心电图也不会有动态改变。所以单纯心电图不能诊断所有心肌梗死，但由于全国胸痛中心的不断建设，患者短时间内即可得到处理，心肌坏死标志可能为正常，这时根据典型的急性 ST 抬高心电图即可诊断心肌梗死。

为何入院后医生需要反复多次做心电图检查？

冠状动脉管腔内径减少 70%~80% 时，血流量减少 50% 左右，患者出现心绞痛症状时冠状动脉血流量一般都下降 50%~60% 以上；心电图出现典型缺血表现时，冠状动脉血流量多下降70%以上。由此可见，心电图检查不是早期诊断冠心病的敏感方法，多数资料表明，心绞痛患者休息时非发作的心电图检查仅有30%~40%阳性。为了提高阳性率常常要多次检查，前后对比心电图改变。若能在症状发作时检查心电图，则阳性率可达到70%。心电图动态变化是急性心肌梗死诊断的重要依据之一，也是反映治疗效果的重要标志。反复多次心电图检查有助于医生观察心电图的变化，明确心肌梗死的诊断；同时，对于把握再灌注治疗的时机和确保疗效也有重要的意义。

心脏同位素检查是怎么回事？

众所周知，人体心脏是一个充斥着动静脉血液的脏器。由于血液的密度与大多数软组织相似，因此普通X线心脏照相不能对心肌组织与血液成分加以区分，从而无法显示心脏的形态及大小。心脏同位素检查又称为放射性核素心脏显像，是一种无创性检查。同位素检查主要依据不同心肌组织对于放射性同位素结合力的不同进行显像。检查时先将特定的同位素制剂经过外周血管注入体内，同位素在体内能自动与特异性的细胞、脏器相结合，然后再像拍摄X线片一样对人体内的同位素射线进行显影。目前心脏检查常用的同位素有^{201}Tl（^{201}铊）、^{99m}Tc–MIBI（锝–99m–甲氧基异丁基异腈）。另外也可通过同位素标记血液中的红细胞或白蛋白进行血池显影，了解室壁运动、心室射血分数等，可以起到与左心室造影、超声心动图相类似的诊断作用。心脏同位素检查通常分为心血管闪烁照相、心脏功能同位素检查和心肌同位素扫描3种：①同位素心血管闪烁照相可诊断二尖瓣狭窄或关闭不全、心包积液、心肌病、左房黏液瘤、上腔静脉阻塞、大动脉瘤及大血管畸形等；②心脏功能检查主要是检查心室射血分数、舒张期与收缩期末容量、每搏输出量、心排血量、肺血容量、瓣膜反流及冠状动脉血流量等；③同位素心肌扫描，可以探查心肌梗死、心肌缺血和心肌血流灌注的储备功能等。目前比较先进的核素显像法有单光子发射计算机化断层显像（SPECT）和正电子发射断层显像（PET），后者是目前估价心肌存活性最可靠的心肌灌注–代谢显像方法。

心脏同位素检查在诊断心肌缺血方面的优、缺点是什么？

随着医学的发展，临床心脏病学的诊断手段不断增多。除传统的听诊器、心电图和X射线胸片外，现代心脏病学还离不开心导管及X射线心血管造影。但是创伤性心导管检查给患者带来一定的痛苦，并有一定的危险性，不宜重复检查。相比较而言，心脏同位素检查具有无创、可重复、准确性高等诸多优点。由于放射性药物的发展、仪器的改进以及计算机的配合应用，心脏同位素检查的临床应用逐渐扩大。它包括应用首次通过法或平衡法了解心脏解剖与功能的变化；应用放射性同位素病灶"热区"或"冷区"显像，诊断心肌梗死；以及应用放射性同位素体外竞争分析法诊断急性心肌梗死等。

心脏同位素主要缺点有以下几点：①具有一定放射性，但是它的放射量仅相当于做一次全身或半身CT扫描的量；②无法分辨小于1cm的病变；③无法像冠状动脉造影以及多层螺旋CT冠状动脉成像一样看到冠状动脉内的情况和钙化病变。总的来说，心脏同位素检查优点大于缺点。

什么是超声心动图或心脏超声检查？

超声波是一种振动频率很高的声波，超出人耳的听力范围。超声探头接触人的皮肤后，它发出的声波可以在人体内传播，并在不同密度的组织界面发生反射，反射回来的声波信息再被探头所接收，经放大处理后将图形显示在屏幕上。超声心动图是应用超声波扫描技术观察心血管结构及心功能的一种无创伤性检查方法，它是利用超声波通过心脏的各层结构时所产生的"反射"即回声现象，将其记录成图像反映心脏内的结构，测量不同部位结构的大小。因此，超声心动图又称心脏回声图。较常用的超声心动图检查方法有：M

型、二维/三维超声心动图、脉冲多普勒、彩色多普勒和组织多普勒超声。

目前在临床工作中超声心动图对心血管疾病的诊断和治疗有着重要作用：①了解心脏瓣膜病患者二尖瓣、三尖瓣、主动脉瓣、肺动脉瓣等心脏瓣膜的形态和病变程度及功能状态；②了解先天性心脏病患者心脏内畸形位置、大小、大动脉的关系以及其他畸形情况；③作为诊断冠心病的依据或对冠心病进行动态观察；④了解心脏内血栓、赘生物等情况，进行诊断；⑤对左室整体及局部收缩功能进行定性及定量评价；⑥对心包积液进行定量分析，了解心包内其他病变。

超声心动图检查对冠心病的诊断有什么作用？

目前，超声心动图对冠心病所涉及的冠状动脉大血管、心肌、心脏结构及血管心腔血流动力学的状态均可提供定性、半定量或定量的评价。超声心动图可以通过发现心室壁的异常运动对心肌的缺血区域作出判断。对于有些患者有胸痛症状，而无特征性的心电图改变时，超声心动图检查有助于排除主动脉夹层，评估心脏整体和局部功能，并能够早期发现乳头肌功能不全、室壁瘤、室间隔穿孔等心梗后常见的严重并发症。因此，对于一名冠心病患者，超声心电图检查对疾病的早期诊断、并发症的判断、愈后评估以及治疗方法效果的评价都有重要意义。

为什么有的患者要做负荷超声心动图检查？

心脏是由左右冠状动脉及其分支来供血的。在正常情况下，冠状动脉有很强的代偿能力，当心肌耗氧量增加时，冠状动脉通过扩张、血流速度的增快来增加血流量，为心肌提供足够的氧气。冠脉的血流量随需要而增加，就像我们钱不够时到银行取钱一样，是一种储备的调用，这种代偿能力就称为冠脉血流储备。当冠脉发生一定程度狭窄时，其血流储备将明显下降。在剧烈运动等情况下，冠脉不能像健康状态时为心肌提供足量的血，导致心肌缺血。病情轻时，无明显症状，严重的可发生心绞痛。药物负荷超声心动图是采用药物增加心脏工作量来评价冠脉供血储备、心肌缺血程度，并预测冠脉病变的一项无创性检查技术。对于临床难以解释的活动胸闷、呼吸困难患者，静息状态超声检查左室充盈压正常、舒张功能Ⅰ级患者适合负荷超声心动图检查，常用的药物为多巴酚丁胺。负荷超声心动图只能以室壁增厚异常作为缺血的标志，心肌声学造影超声心动图还可额外评估心肌灌注水平，但临床应用偏少。

负荷超声心动图检查的禁忌证是什么？

由于药物负荷超声心动图是采用药物增加心脏工作量，相当于人处于运动、情绪激动等状态时，此时心跳加快加强，心肌耗氧量增加，血压升高。因此对于那些原先有严重的不稳定心绞痛以及严重心律失常患者、肥厚性梗阻性心脏病患者，药物负荷试验容易诱发心绞痛及心律失常，具有一定风险性，是负荷超声心动图检查的相对禁忌证。

医生在怀疑心肌梗死后为什么需要抽血化验，要化验哪些指标？

急性心肌梗死是由于心脏持续的缺血、缺氧造成心肌的局部坏死，坏死的心肌细胞会释放出特定的化学物质进入血液。通过对血液中心肌坏死相关物质的检测就可以对有无心肌坏死以及坏死程度进行判断。心肌梗死的早期诊断主要依靠临床症状、体征、心电图以及相关的血液学检查。但其中有些患者的症状以及心电图表现具有不典型性，因此就需要进行特异性和敏感性更高的血液学检查，争取尽早诊断，尽早治疗，避免漏诊和误诊。目前诊断心肌梗死常用的血液学指标包括：心肌酶学检查（乳酸脱氢酶、谷草转氨酶、肌酸激酶、肌酸激酶同工酶）、肌钙蛋白、肌红蛋白。

急性心肌梗死时血清酶是怎样动态变化的，有什么意义？

血清心肌酶是指心肌细胞内的酶类物质，具有催化心肌细胞代谢和调节心肌细胞电活动的作用。如果心肌细胞发生坏死、破裂，心肌酶就会释放入血液当中。因此，临床一般通过检查心肌酶的水平来间接衡量心肌细胞的损害程度。急性心肌梗死时血清心肌酶变化具有特征性的动态演变（表4-1）。

表4-1　AMI的血清心肌标记物及其检测时间

项目	肌红蛋白	心脏肌钙蛋白		CK	CK-MB	AST*
		cTnI	cTnT			
出现时间（h）	1~2	2~4	2~4	6	3~4	6~12
100%敏感时间（h）	4~8	8~12	8~12	—	8~12	—
峰值时间（h）	4~8	10~24	10~24	24	10~24	24~48
持续时间（d）	0.5~1	5~10	5~14	3~4	2~4	3~5

注：*应同时测定谷丙转氨酶（ALT），AST>ALT方有意义；CK：肌酸激酶；CK-MB：肌酸激酶同工酶；AST：谷草转氨酶。

谷草转氨酶又称天门冬氨酸氨基转移酶（AST、GOT），一般在起病6~12小时后升高，24~48小时达高峰，3~6天后降至正常；乳酸脱氢酶（LDH）在急性心肌梗死起病8~10小时后升高，2~3天达高峰，持续1~2周恢复正常，其中LDH的同工酶LDH$_1$在急性心肌梗死后数小时总LDH尚未增高前就已经出现，可持续10天，阳性率超过95%。上述指标因特异性和敏感性较差，已废弃不用。血清磷酸肌酸激酶（CK或CPK）在起病6小时内升高，24小时达高峰，3~4日恢复正常，其中同工酶CK-MB对于诊断急性心肌梗死的敏感性和特异性均极高，分别达100%和99%，在起病后4小时内升高，24~48小时达高峰，3~6天降至正常。以上指标的动态观察对于心肌梗死的诊断以及病程的判断有重要意义，因此经常需要反复检测。同时血清酶学指标高峰的提前出现是冠状动脉血流恢复、心肌再灌注的指标之一，对于介入、溶栓等治疗方法成功与否的判断具有一定意义。

急性心肌梗死患者查血清心肌酶时应注意什么?

急性心肌梗死患者查血清心肌酶时应该注意到心肌酶的改变是一个动态的过程,应进行动态的检测,不能仅仅根据一次检查结果的正常与否确定心肌梗死的诊断,造成漏诊和误诊。同时 AST 及 LDH 在体内分布较广泛,特异性较差,以肾、骨骼肌含量较多。CK 以骨骼肌含量丰富,其次是心肌和脑组织,而 CK-MB 主要存在于心肌细胞胞质内,心肌以外组织含量甚低,是一种心肌特异性酶。因此应该将临床症状、心电图改变、血清学检测以及其他相关检查相结合,这样才能最大限度地避免误诊和漏诊。

为什么要测定血清肌钙蛋白?

血清肌钙蛋白主要存在于心肌和骨骼肌细胞中,由3个亚单位即肌钙蛋白C、肌钙蛋白I及肌钙蛋白T组成的复合物。其中心肌中的TnC与骨骼肌中的TnC相同,无特异性,但心肌肌钙蛋白T(cTnT)和肌钙蛋白I(cTnI)具有高度心肌特异性,是诊断心肌梗死最特异和敏感的指标,可以反映微型梗死。一般血中TnT在发生心肌梗死2~4小时后增高,TnI在4~8小时后增高;心肌梗死后血清中肌钙蛋白持续时间长,TnT为14天以上,TnI为5~8天。因此,测定血中TnT或TnI是了解心肌有无损伤的一个特异、灵敏的指标。

血清肌钙蛋白与其他生化指标比较有什么优点?

在诸多诊断急性心肌梗死(AMI)的临床生化指标中,CK-MB 曾一度被认为是诊断 AMI 的"金标准",已广泛应用多年。随着对心肌肌钙蛋白(cTn)深入研究,无论是对心肌的特异性还是诊断敏感性,CK-MB 的地位都受到了严重挑战。cTn 被认为是目前最好的确定标志物,正逐步取代 CK-MB 成为 AMI 的诊断"金标准"。患有各种冠状动脉疾患的患者必然会发生心肌细胞损伤。有些患者的临床表现可能不完全符合WHO关于AMI诊断标准（不稳定型心绞痛就是其中之一），但却能导致细胞内的组成成分渗漏入外周血循环，伴有某些心肌损伤标志物（如cTnT等）升高，这使得心肌细胞损伤标志物的检测成为可能。cTnT和cTnI在AMI后（3~6小时）血中浓度很快升高，与CK-MB（3~8小时）相当或稍早，它们测定的特异性和灵敏度明显高于CK-MB。cTn具有相当长的诊断窗口期（cTnI 7~9天，cTnT更长）。

　　研究表明：在对AMI的诊断方面，cTnI和cTnT无显著差异，都能检测出CK-MB所不能检测出的心肌损伤。相对cTnT而言，cTnI显示出较低的初始灵敏性和较高的特异性。就上升的相对值来说，cTnT比cTnI高；在不稳定型心绞痛患者中cTnT上升的频度比cTnI高。在AMI后30天死亡率的预报方面，cTnT优于cTnI。因此血清肌钙蛋白检测较其他血清生化指标而言，特异性和敏感性均大大提高，即使只有少量心肌坏死也会引起肌钙蛋白的显著改变，并且肌钙蛋白主要存在于心肌细胞中，其他脏器的病变不会导致其升高。因此对于症状以及心电图不典型的患者可通过检测血清肌钙蛋白以帮助明确诊断。

治疗篇

◆ 冠心病可以治愈吗？

◆ 冠心病的治疗方法有哪些？

◆ 哪些药物能用来治疗冠心病？

◆ 心绞痛发作时应如何进行家庭急救处理？

◆ 心绞痛发作时，硝酸甘油为什么要舌下含化而不是整片吞服？

◆ ……

冠心病可以治愈吗?

冠心病,又称缺血性心脏病,其本质是冠状动脉粥样硬化。动脉粥样硬化发展到一定程度,造成血管狭窄或闭塞,限制心肌血流灌注,造成心肌缺血、缺氧或坏死的一种心脏病。目前,国际上公认的药物治疗、冠脉介入支架植入术及外科搭桥治疗三大治疗途径都在不同的角度、不同程度延缓了病变发展(甚至稳定或消退动脉粥样斑块),改善(甚至完全恢复)了心肌血液供应,患者胸痛等临床症状减轻或消失,达到了改善生活质量,延年益寿的目的。应该说冠心病是可以治疗的,也是可以控制的。

但是,冠状动脉粥样硬化有多种易患因素,如年龄、高血压、血脂异常、糖尿病、超体重、吸烟以及遗传因素等,而且年龄和遗传因素是无法改变的,所以说冠心病目前无法根治。但是冠心病是可以预防的。在动脉粥样硬化的多种危险因素中,除了年龄和遗传因素无法改变外,其他因素都是可以预防和改变的。

只要坚持标准治疗,血压、血糖、血脂和体重完全可以控制在正常范围,同时戒烟、限酒,坚持适量运动,配以科学饮食,我们就可自豪地说,冠心病并不可怕,冠心病是可防、可治、可控的。

冠心病的治疗方法有哪些?

现代冠心病的治疗方法可分为生活方式疗法、控制冠心病危险因素、药物治疗、介入治疗(即经皮腔内冠状动脉介入术,简称PCI)和外科手术治疗(即冠状动脉旁路移植术,简称冠脉搭桥)。各方法简述如下:

(1)生活方式疗法 包括坚持适量运动、戒烟、限酒和科学饮食。它是其他所有治疗方法发挥最大疗效的前提,值得每一位冠心病患者认真对待(具体方案见相关章节)。

(2)控制冠心病的危险因素 冠心病是由多种危险因素,如高血压、血脂异常、吸烟和糖尿病,导致冠状动脉粥样硬化。控制好血压、血脂、血糖等危险因素对预防和治疗冠心病具有重要作用。

（3）药物治疗　这是冠心病的主要治疗方法，可以缓解症状和稳定病情，某些药物也可以延缓或逆转冠状动脉粥样硬化的进程。主要包括抗栓治疗、抗心肌缺血治疗、抗心室重构和调脂稳定斑块治疗。

（4）介入治疗　这是目前治疗冠心病重要方法，其突出特点是创伤小、风险低、疗效高。它是在现代放射影像的指导下，从外周动脉（如股动脉或桡动脉）穿刺插管，将导管沿动脉逆行送至主动脉根部，然后插入左或右冠状动脉开口，注入造影剂，使冠状动脉显影，进而对冠状动脉实施检查和治疗。由于创伤小，给患者带来的痛苦小、恢复快，受到患者的欢迎。

（5）冠脉搭桥术　就是从患者自身部位取一条血管移植到冠状动脉，移植的血管就像一座桥一样，越过冠状动脉的狭窄部位，架在主动脉和冠状动脉之间。通常选用的桥血管有大隐静脉、内乳动脉和桡动脉等。搭桥术后血液从主动脉通过桥血管，跨过严重狭窄或闭塞部位，流到冠状动脉远端，从而重新建立良好的血液供应。切取桥血管一般不影响原部位器官的功能，因为被截取处血管的功能可以被其他血管所代替。如果冠状动脉发生了多支弥漫性病变、血管闭塞病变、左主干病变，则最好行冠状动脉搭桥术。在选择治疗方法前，医生会充分了解患者的病情、分析病情，根据病情选择最合适的治疗方案。

哪些药物能用来治疗冠心病？

治疗冠心病的药物主要包括以下几类：①抗血小板药物：抑制血管内血栓形成，如阿司匹林、氯吡格雷、替格瑞洛等。②β受体阻滞剂：改善心肌供血，降低死亡率，如美托洛尔（倍他乐克）、比索洛尔（康可、康忻）等。③血管紧张素转换酶抑制剂或血管紧张素受体阻滞剂：通过阻断肾素-血管紧张素-醛固酮系统，防止心室重构，对心肌梗死患者有良好的近期和远期疗效，如卡托普利（开搏通）等。④调脂药物：主要通过降低血脂中的低密度脂蛋白胆固醇，稳定冠状动脉内已形成的斑块，预防应激诱发的斑块破裂，减少急性冠脉事件，降低冠心病死亡率，是冠心病治疗的基础用药。目前调脂药物主要有三类：第一类，抑制胆固醇合成的药物，即他汀类，如阿托伐他汀；第二类，抑制胆固醇吸收的药物，如依折麦布；第三类，促进胆固醇分解的药物，即PCSK9抑制剂，如依洛优单抗。⑤硝酸酯类药物：该类药物虽然不能有效减少急性心肌梗死患者的死亡率，但可有效缓解心绞痛症状和发作频次。⑥抗凝药：主要通过作用于凝血因子，抑制血栓形成。用于急性冠脉综合征和冠脉介入诊疗，如肝素和低分子肝素。另外，冠心病合并房颤患者，根据卒中风险评分选用口服抗凝药，如达比加群酯或利伐沙班片。⑦溶解血栓药物：如重组组织型纤溶酶原激活物、尿激酶、链激酶等，对急性ST段抬高型心肌梗死患者通过溶解冠脉内已形成的血栓，开通血管，恢复血流灌注，挽救濒死心肌。⑧钙拮抗剂：它不是冠心病治疗的首选药。β受体阻滞剂和硝酸酯类药物不能缓解症状时，可用长效或缓释硝苯地平和维拉帕米、地尔硫䓬。⑨中医中药：以活血（常用丹参、红花、川芎、蒲黄、郁金等）和化瘀（常用苏合香丸、苏冰滴丸、宽胸丸、麝香保心丸等）最为常用。目前中医中药治疗冠心病缺乏循证医学证据。

心绞痛发作时应如何进行家庭急救处理？

心绞痛发作时一般3~5分钟即可自行缓解，很少超过10~15分钟。近1/3的老年人心绞痛症状不典型，仅有胸背部或上腹部不适。若心绞痛症状持续20分钟以上或是出现呼吸困难、突然面色苍白、出冷汗、神志不清、昏厥或抽搐等症状，常是心绞痛并发心肌梗死的表现。

①一旦突发上述症状，患者应立即停止一切活动，就地休息，以减少氧消耗，延缓或减轻心绞痛发作程度。②立即让患者舌下含服1片硝酸甘油。若5分钟后症状仍不能缓解，可再次舌下含服1片硝酸甘油，同时拨打急救中心"120"电话。若手头没有硝酸甘油，也可以含服硝酸异山梨酯（消心痛）、速效救心丸等。但需要注意血压变化，不可反复多次服用以防

血压低于正常。③出现呼吸困难，可坐起或背后垫高，斜靠在床上。备有氧气设备的可以吸氧。④出现晕厥是由于脑供血不足，应立即将患者面部向上搬放到床上，摔倒的患者应脸朝上就地平卧于地板上，抬高其下肢15秒以增血量，松开患者的衣领，解开过紧的衣服。若患者意识未能立即恢复，应使患者头尽量向后仰，以防舌根后坠堵塞呼吸道。与此同时，立即呼叫"120"，将患者直接送往有条件的医院。⑤对猝死者立即就地行心肺复苏，即人工呼吸和心脏按压。

心绞痛发作时，硝酸甘油为什么要舌下含化而不是整片吞服？

舌下含化为硝酸甘油缓解心绞痛的最佳给药途径。心绞痛急性发作时，应立即将硝酸甘油片含于舌下，而不能吞服。这是因为吞服的硝酸甘油在吸收过程中必须通过肝脏，在肝脏中绝大部分的硝酸甘油被灭活，使药效大大降低。由于舌头下面有许多血管，把硝酸甘油含在舌下，硝酸甘油极易溶化，溶化了的药物直接入血液，不仅吸收快、起效快，而且药效不会降低，生物利用度可高达80%。

舌下含化硝酸甘油后应注意什么？

心绞痛急性发作时，可立即舌下含化1片硝酸甘油，如不见效，隔5分钟再含化1片，可以连续应用3次，一般不超过3次。由于硝酸甘油有扩张血管作用，平卧位时会因回心血量增加而加重心脏负担，影响疗效，而站位时会由于心脑供血不足易出现晕厥。因而服药姿势采取坐位含药比躺着、站着都好，最好是靠坐在沙发、藤椅或其他宽大的靠背椅上。

硝酸甘油用量过大，会引起面色潮红、搏动性头痛、心悸、血压降低等不良反应，此时应减少用量。也有的患者对硝酸甘油比较敏感，即使是小剂量使用也会出现上述症状。注意若连续含化3片硝酸甘油时，心绞痛仍无缓解，此时要想到其他疾病的可能。如果伴有大汗，面色苍白，恐惧不安，四肢厥冷等症状时，要想到发生了急性心肌梗死或其他重症的可能，应立即拨打"120"送医院进一步诊治。

在心绞痛治疗中如何做到合理用药，预防硝酸甘油耐药性的产生？

硝酸甘油在血管壁与巯基结合形成亚硝酸硫醇，再转化成一氧化氮，起到松弛血管平滑肌、扩张冠脉的作用。持续应用硝酸甘油会导致其疗效降低，即耐药。其原因一方面来自巯基耗竭导致扩血管效应减弱，另外一方面硝酸酯的直接扩血管作用可以反射性引起神经内分泌的激活，反而促进缩血管物质增加，抵消了硝酸甘油的扩管效应。为预防硝酸甘油耐药出现，可采用间歇给药、偏心给药或联合用药。

间歇给药法即保证每日有一段时间无硝酸甘油，一般为8~12小时；偏心给药法如7:00、12:00、17:00或8:00、15:00时使用。虽然间歇给药法可以避免产生耐药，但不是所有的患者都可以采用这种方法。严重不稳定型心绞痛患者在深夜或凌晨时，体内药浓度降至最低水平，易发生心绞痛，此即所谓的零点现象。为避免零点现象，可采用偏心给药法，并在睡前加服1次非硝酸甘油类的扩管药如硫氮酮、氨氯地平等，既可避免硝酸甘油耐药，又可避免零点现象的发生。对于稳定型心绞痛可采用体力活动前临时预防性服用硝酸甘油，或出现胸闷先兆时舌下含服，平时不用硝酸甘油，这样也可避免耐药产生。卡托普利可提供巯基，同时还有减少血管紧张素Ⅱ的作用。通过预先给予卡托普利能防止或逆转耐药发生。

使用硝酸甘油的同时联合应用β受体阻滞剂、其他转换酶抑制剂和血管紧张素受体拮抗剂，抑制硝酸甘油所致的神经内分泌激活，从而防止耐药产生。有研究显示补充叶酸也可防止耐药性的发生。

什么是抗血栓治疗，常用的药物包括哪些？

许多心脑血管疾病与动脉或静脉内血栓形成密切相关，而血栓的形成常常因凝血系统与血小板的激活所导致。为预防和治疗心脑血管疾病相关的血栓形成，需应用抗血小板或抗凝治疗，统称为抗血栓治疗。针对凝血系统和血小板两个环节，抗血栓治疗由此分为两类：抗血小板药物（如阿司匹林和氯吡格雷等）和抗凝药物（如肝素和口服抗凝药物等）。

（1）抗血小板药物　此类药物通过抑制血小板黏附和聚集，可预防和治疗动脉内斑块破裂继发的血栓形成，因此目前应用于冠心病和缺血性脑卒中的抗栓治疗。只要诊断为冠心病，并且无禁忌，均应该使用抗血小板药物。可选用：①阿司匹林：每天75~150mg为最佳剂量范围，临床多用100mg每天。其主要不良反应为胃肠道出血或对阿司匹林过敏。②氯吡格雷75mg/d，1次/天，主要用于近期心肌梗死的患者，以及与阿司匹林联合用于支架植入术后或近期不稳定的急性冠脉综合征患者。如果患者不耐受阿司匹林，可用氯吡格雷作为替代治疗。③其他抗血小板药物：替格瑞洛，与氯吡格雷相比，其特点为起效快、抗血小板作用强且可逆，对于不稳定的冠心病（近期新发/恶化的心绞痛、急性心肌梗死）可以使用，对既往有脑出血的患者禁用。血小板糖蛋白Ⅱb/Ⅲa（GPⅡb/Ⅲa）受体阻滞剂，能通过抑制血小板GPⅡb/Ⅲa受体与纤维蛋白原的结合，使血小板聚集和功能受抑制，主要用于冠脉造影中发现大量血栓的急性心肌梗死患者。

（2）抗凝药物　稳定的冠心病患者通常不需要使用抗凝药物治疗，但是对于接受介入治疗的患者，术中需要使用抗凝药物，主要为普通肝素，一般于术后停止使用。

另外一种情况是当冠心病同时合并心房纤颤（简称房颤），房颤的主要危害之一在于存在继发脑栓塞的风险，因此在没有出血禁忌的情况下通常需要根据卒中风险评分决定抗凝治疗。如果稳定的冠心病合并房颤，且仅给予药物治疗，那么抗栓方案应该以抗凝药物为主，可选用华法林或新型口服抗凝药物，不需要与前面提到的抗血小板药物联合使用。如果稳定的冠心病合并房颤，并且接受了介入治疗，那么需要在心脏专科医师的指导下一段时间内联合口服抗凝药物和抗血小板药物同时使用，此方案具有加强的抗血栓疗效，但出血的风险相应增加，需要在医生的指导下使用。

冠心病患者为什么要使用阿司匹林？

冠心病的主要危害之一在于发生急性心肌梗死，其病理生理学机制主要为冠状动脉内稳定的斑块发生破裂，此时将激活血小板发生黏附和聚集，导致血栓形成。一旦发生急性心肌梗死，将会导致急性心肌缺血和（或）坏死相关的恶性心律失常、心力衰竭等并发症，极端情况下发生猝死，存活下来的患者不同程度遗留心功能不全，导致今后寿命缩短和生活质量下降。因此预防急性心肌梗死是防治冠心病的主要目的之一，其中核心内容之一即为抗血小板黏附和聚集，目的即在于预防血栓形成。作为最广泛使用的抗血小板药物，阿司匹林拥有众多的循证医学证据，证实可以降低急性心肌梗死的发生，因此世界各地指南均推荐为用于冠心病预防和治疗的首选抗血小板药物。

为何主张应用小剂量阿司匹林治疗冠心病？

经研究证实，75~150mg/d 的阿司匹林已经可以起到充分的抗血小板聚集作用，并且为非剂量依赖性的（并非剂量越大，抗栓作用越强）。同时，阿司匹林对胃肠道黏膜具有直接和间接损害作用，并且为剂量依赖性相关（剂量越大，胃黏膜损害作用越大），有引起上消化道出血的不良反应。因此目前主张小剂量阿司匹林治疗冠心病，是出于对有效性和安全性的综合考虑，即既可以抑制血小板聚集预防血栓，又减少发生胃出血等不良反应。

抗血小板治疗要长期坚持吗？

急性心肌梗死的本质是冠状动脉内斑块由稳定向不稳定（斑块破裂）

转变的结果。血小板的激活、黏附和聚集会在不稳定斑块破裂时显著增强，导致血栓形成。那么是否只是需要在发生急性心肌梗死时才需要抗血小板治疗呢？答案显然是否定的。因为一旦发生急性心肌梗死，即使得到及时有效的治疗，也会不同程度地对心脏结构和功能产生损害（心肌坏死的不可逆性）。因此对于冠心病防治的最佳时机是发生急性心肌梗死之前，即稳定冠心病时期，甚至冠心病前期（具有多重冠心病危险因素）就应该规律服用抗血小板药物。目前的临床研究证据也的确证实，冠心病患者长期使用阿司匹林可显著降低急性心肌梗死、缺血性脑卒中风险。与无规律服用阿司匹林的患者比较，长期使用阿司匹林的患者10年生存率最高，20年生存率的差别更加显著，说明阿司匹林使用得越久，生存优势就越明显。因此目前国内外指南均推荐，对于明确为冠心病的患者，如果没有禁忌证的情况下，均应该终身服用阿司匹林。

氯吡格雷和阿司匹林有何不同？

氯吡格雷和阿司匹林是目前临床上最常用的抗血小板药物，二者的共同点是抗血小板聚集，预防血栓形成。不同点在于，二者作用的靶点不同，前者选择性拮抗血小板的二磷酸腺苷（ADP）受体，后者选择性抑制环氧化酶–1，阻断血小板上的花生四烯酸代谢。因为花生四烯酸代谢可产生对胃黏膜有保护作用的前列腺素，因此阿司匹林对胃黏膜的直接损害作用主要来自前列腺素的生成减少。氯吡格雷通过不同于阿司匹林的机制发挥抗血小板作用，但同时不会对胃肠道黏膜造成损伤，所以对阿司匹林过敏或有胃肠道禁忌证的患者可以用氯吡格雷进行替代治疗。

哪些冠心病患者应当服用氯吡格雷？

冠心病患者在以下情况时要用氯吡格雷：①如果对阿司匹林有禁忌，可用氯吡格雷75mg/d替代阿司匹林。②对于急性冠脉综合征患者主张强化抗血小板治疗，无论是否接受介入治疗，均可考虑两种药物联合抗血小板治疗（疗程至少12个月）。③冠心病患者接受介入治疗之后，需要两种药物联合抗血小板药物治疗。

P2Y12受体抑制剂是什么类型的抗血小板药物？

正常人体的血小板具有黏附、聚集、分泌、释放等功能，在人体止血过程中发挥着重要作用。如果血小板聚集功能下降，就无法正常止血，容易造成出血性疾病。但是如果血小板聚集过高，就容易出现血栓或栓塞性疾病，容易诱发冠心病、脑血栓，对于这种情况，就必须要给予P2Y12受体抑制剂，也就是抑制血小板聚集的药物。P2Y12受体抑制剂是一类作用于血小板P2Y12受体，对二磷酸腺苷引起的血小板激活聚集起抑制作用，从而减少血栓形成的药物，临床上主要用于预防和治疗心血管疾病的血栓事件。P2Y12受体抑制剂与阿司匹林联用的双重抗血小板治疗方案，是各种指南推荐、临床上常用的心血管病抗栓治疗方案。

临床上可供选用的P2Y12受体抑制剂有氯吡格雷、普拉格雷（国内没有）和替格瑞洛。替格瑞洛适应证：适用于急性冠脉综合征（不稳定型心绞痛、非ST段抬高心肌梗死或ST段抬高心肌梗死）患者，具有降低血栓性心血管事件发生的作用。

什么是血小板糖蛋白Ⅱb/Ⅲa受体拮抗剂？

所谓受体是细胞膜或细胞器膜表面能与某种化学物质特异性结合的位点（即位置）。血小板膜表面糖蛋白受体（GPⅡb/Ⅲa）就是血小板膜表面能与纤维蛋白原结合的位置，这一结合导致血小板血栓（即血凝块）的形成，也是血小板激活和聚集的最后和唯一途径。血小板糖蛋白Ⅱb/Ⅲa受体拮抗剂是指与纤维蛋白原竞争结合血小板膜表面糖蛋白受体的物质，这一结合将抑制血小板激活和聚集，从而减少血小板血栓的形成。目前，已经做过临床试验的GPⅡb/Ⅲa受体拮抗剂主要有阿昔单抗、依替巴肽、替罗非班、塞米非班等，塞米非班为口服药，疗效不肯定。我国只有静脉制剂替罗非班。

哪些冠心病患者应当接受血小板糖蛋白Ⅱb/Ⅲa受体拮抗剂？

血小板糖蛋白Ⅱb/Ⅲa受体拮抗剂有多种药物，每一种药物适应证不完全相同，一般主要应用于经冠脉造影明确冠状动脉血栓病变时或行介入治疗时具有高血栓风险者。对于合并高危出血风险的患者，如果血栓风险不高，不建议应用。

对于严重肾功能不全的患者（肌酐清除率小于30ml/min），盐酸替罗非班氯化钠注射液的剂量应减少50%。应用血小板Ⅱb/Ⅲa受体拮抗剂最主要的不良反应是出血和血小板减少症，发生率在0.5%~5.6%，通常在停止用药和输注血小板后可以逆转。

什么是低分子量肝素？

肝素由单糖氨基己糖、葡萄糖醛酸和硫酸共价结合而成。在体内肝素由肥大细胞产生和分泌，以肺脏组织内最丰富。临床上应用的肝素多为由牛肺或猪肠提取制备，为由不同分子量（3000~30000）组分构成的混合物。根据分子量的大小，肝素分为普通肝素（UFH）和低分子量肝素（LMWH）。

低分子量肝素是指平均分子量为4000~6500的一类肝素。与普通肝素相比，低分子量肝素在降低心脏事件发生方面有更优或相等的疗效。低分子量肝素具有强烈的抗Xa因子及Ⅱa因子活性的作用而抑制凝血反应，从而减少血管内血栓（即血凝块）的形成，并且可以根据体重调节剂量，皮下应用，不需要实验室监测。研究表明，在同样的抗栓作用强度下，低分子量肝素造成出血的潜在危险性仅为普通肝素的1/6。低分子量肝素在临床应用时更安全、更可靠。常用的低分子量肝素有依诺肝素（商品名克赛）、那屈肝素（商品名速避凝）和达肝素（商品名法安明）。

为什么冠心病患者要服用他汀类降脂药？

冠心病的本质是冠状动脉粥样硬化，导致供应心脏的血管狭窄，心肌缺血、缺氧。冠状动脉粥样硬化的发病机制，曾有多种学说从不同角度来阐述。最早提出的是脂肪浸润学说，认为血中增高的脂质——低密度脂蛋白（LDL）、极低密度脂蛋白（VLDL）或其残粒侵入动脉壁，引起平滑肌细胞增生。同时，来自血液的单核细胞可以吞噬脂质成为泡沫细胞而释出胆固醇、胆固醇酯、甘油三酯和其他脂质，刺激纤维组织增生。因此，以胆固醇为代表的血脂异常，与冠状动脉斑块的形成和发展密切相关。他汀类药物是胆固醇合成过程中的限速酶——HMG-CoA还原酶的抑制剂，可和HMG-CoA竞争与酶的活性部位相结合，从而阻碍HMG-CoA还原酶的作用，抑制胆固醇的合成，降低胆固醇水平。细胞内胆固醇含量减少又可刺激细胞表面LDL受体合成增加，从而促进LDL、VLDL通过受体途径代谢，降低血清LDL含量。

他汀类药物降低LDL-C是其预防冠心病的主要作用。近年研究提示，调脂的显著临床疗效除了直接对抗高血脂的有害作用以外，可能还得益于他汀类药物的非降脂作用：①改善血管内皮功能；②抑制炎症反应；③促进动脉粥样斑块稳定，甚至消退；④抑制血管平滑肌细胞增殖及迁移；⑤抑制LDL的氧化修饰；⑥有一定的抗凝、抗血栓作用。所以说他汀类调脂药是冠心病的基本用药。

血脂异常患者血脂正常了，还要服用降脂药吗？

要回答这个问题，首先要明确血脂异常的原因和患心脑血管病的风险，降脂的目的，本质上说就是为了降低心脑血管病的风险。

（1）血脂异常虽然与遗传有关，但多数主要与年龄、饮食等后天因素有关。单纯饮食因素导致的血脂异常，而且无心脑血管病风险的年轻人，经过饮食调节和科学运动，血脂异常纠正后，可以尝试停药。如果血脂一直正常，可以长期停药。反之，就要长期服药。

（2）与年龄增长和遗传相关的血脂异常，往往需要长期服用降脂药。这时不是药物依赖了，而是由于年龄增长和遗传无法改变，不服药，血脂就会异常。

（3）十年心脑血管病风险大于10%者，也要长期服用调脂药。

（4）有冠心病（如心绞痛、心肌梗死等）及糖尿病、肾脏病，一般要长期口服降脂药，而且血脂要长期达标，即低密度脂蛋白（LDL-C）<1.8mmol/L，最好LDL-C<1.4mmol/L。这时使用降脂药物，除了调脂外，更重要的是稳定血管斑块，延缓和（或）逆转血管斑块。

最后，我们平时化验单上血脂的正常参考值，是对没有心脑血管病风险的人群而言的。对于有心脑血管病风险的人来说，就不一样了。具体可咨询心血管科医生。

服用他汀类降脂药要注意些什么？

他汀类调脂药是冠心病的基本用药，也是血脂异常及冠心病等同危险因素的重要用药。在具体服药过程中应该注意以下问题：

（1）膳食治疗　膳食治疗、运动锻炼和戒烟限酒、减肥等非药物治疗是调脂治疗的基础。膳食治疗的主要内容是降低饱和脂肪酸和胆固醇的摄入量，以及控制总热量和增加体力活动来达到热量平衡，同时为防治高血压，还应减少食盐摄入量。这是治疗血清胆固醇升高的第一步，同时也要贯穿在降脂治疗的全过程。

（2）明确血脂控制的目标　血脂控制目标要根据心脑血管病危险分层决定。2020中国胆固醇教育计划专家组建议调脂治疗目标为：①超高危患者：LDL-C<1.4mmol/L（55mg/dl），或与基线比较降低幅度≥50%。②极高危患者：LDL-C<1.8mmol/L（70mg/dl），或与基线比较降低幅度≥50%。③高危患者：LDL-C<2.6mmol/L（100mg/dl）。④中危及低危患者：LDL-C<3.4mmol/L（130mg/dl）。具体分层方法请咨询医生。

（3）加强监测　①为了达到控制目标，希望起始剂量不宜太大，在每4~6周监测肝功能与血肌酸激酶（CK）的条件下逐步递增剂量，最大剂量不超过我国批准的药物说明书载明的使用剂量；②用药3~6个月内定期监测肝功能，如转氨酶超过正常上限3倍，应减小剂量或暂停给药，由药物引起的肝功能损害一般出现在用药3个月内，停药后逐渐消失；③定期监测血肌酸激酶（CK），如CK超过正常上限5~10倍，应暂停用药；④肌病是肌溶所致的严重不良反应，肌病的诊断为CK升高超过正常上限10倍，若同时有肌痛、肌压痛、肌无力、乏力、发热等症状，应停药；⑤用药期间，如有其他引起肌溶的急性或严重情况，如败血症、大手术、低血压、创伤等宜暂停给药；⑥一般情况下不主张他汀类与贝特类联合应用，如少数混合型高脂血症患者，其治疗效果不佳而必须考虑联合用药时也应以小剂量开始，严密观察不良反应，并监测肝功能和血CK。

PCSK9抑制剂是降脂药吗？

2003年，加拿大蒙特利尔临床研究院和法国的研究团队发现了一个名字像绕口令一样的蛋白酶——前蛋白转化酶枯草溶菌素/Kexin 9型，简称PCSK9。PCSK9抑制剂是一种针对人前蛋白转化酶枯草溶菌素Kexin 9型的人单克隆免疫球蛋白。其通过与血液中PCSK9结合，抑制PCSK9与低密度脂蛋白胆固醇受体（LDLR）结合，从而阻止了PCSK9介导的LDLR降解，使得LDLR可重新循环至肝细胞表面。循环中低密度脂蛋白胆固醇（LDL-C）与肝细胞表面的LDLR结合而代谢降解。这样，PCKS9抑制剂发挥降脂效应。其降低LDL-C幅度达60%左右，是目前降脂幅度最大的调脂药物。

降低LDL-C水平是防治动脉粥样硬化的关键。在临床上最常用的是他汀类药物，也是指南推荐的降低低密度脂蛋白胆固醇的基础用药。但他汀也有其局限性，临床上有部分冠心病患者即使服用了他汀类药物，血脂仍不能达标，还有一些患者他汀不耐受，无法用这类药。这时可用PCSK9抑制剂。

目前已上市的PCSK9抑制剂有依洛尤单抗和阿里西尤单抗，都是通过每月1~2次的皮下注射给药。

β受体阻滞剂在冠心病治疗中有什么作用？

冠心病的本质是冠状动脉狭窄，心肌缺血、缺氧。心肌耗氧量（MVO_2）的多少由心肌张力、心肌收缩强度和心率所决定，故常用"心率×收缩压"（即二重乘积）作为估计心肌耗氧的指标，也是预测诱发心绞痛的最可靠指标。心率减慢可减少心脏工作量和心肌需氧量，同时心室充盈时间也随之延长，冠状动脉的灌注也增加。

β肾上腺素受体阻滞剂抗心肌缺血、治疗冠心病的作用表现在：①阻断拟交感胺类对心率和心肌收缩力的刺激作用，减慢心率，降低血压，降低心肌收缩力和氧耗量，从而缓解心绞痛的发作；②减少运动时血流动力的反应，使同一运动量水平上心肌氧耗量减少；使不缺血的心肌区小动脉（阻力血管）缩小，从而使更多的血液通过极度扩张的侧支循环（输送血管）流入缺血区；③对于急性心肌梗死（AMI）患者，β受体阻滞剂能降低AMI患者心室颤动的发生率。在AMI最初几小时，使用β受体阻滞剂可以限制梗死面积，并能缓解疼痛，减少镇静剂的应用。不良反应有心室射血时间延长和心脏容积增加，这虽可能使心肌缺血加重或引起心肌收缩力降低，但其使心肌耗氧量减少的作用远超过其不良反应。

总之，β肾上腺素受体阻滞剂通过减慢心率、降低血压、降低心肌收缩力的作用，减少心肌缺血反复发作，减少心肌梗死、心律失常和心脏性猝死的发生。因此，无禁忌证的情况下应尽早常规应用，窦性心动过速和高血压的患者最适合使用 β 受体阻滞剂。

使用 β 受体阻滞剂时需要注意哪些问题？

β 受体阻滞剂是冠心病的基本用药。无禁忌证的情况下应尽早常规长期应用，特别是冠心病合并窦性心动过速、高血压和心力衰竭的患者。目前我国临床常用的有美托洛尔（商品名倍他乐克）和比索洛尔（商品名康忻、博苏、康可）。在长期服用过程中应注意以下几点：①本药经常与硝酸酯制剂联合应用，比单独应用效果好，但剂量应偏小，开始剂量尤其要注意减少，以免引起直立性低血压等不良反应。②停用本药时应逐步减量，如突然停用有诱发心肌梗死的可能。③禁忌证：严重心动过缓（心率<50次/分）；Ⅱ～Ⅲ度房室传导阻滞；低血压［SBP<11.97kPa（90mmHg）］；急性失代偿左心功能不全；严重慢性阻塞性肺部疾病或活动性哮喘病史。④降低心率既是其治疗作用，也是其不良反应之一。一般安静时心率不要低于50次/分。我国多数患者对本药比较敏感，可能难以耐受大剂量，特别是老年人。

钙通道阻滞剂（CCB）为什么能治疗心绞痛？

钙通道阻滞剂分为长效制剂和短效制剂。长效制剂常用的有氨氯地平片和非洛地平片，以及硝苯地平、地尔硫䓬和维拉帕米的控释和（或）缓释片等。钙通道阻滞剂治疗心绞痛的主要机制包括以下几个方面：①抑制心肌收缩力，减少心肌氧耗；②扩张冠状动脉，解除冠状动脉痉挛，增加冠脉血流量，改善心肌供血；③扩张周围血管，降低动脉压，减轻心脏负荷；④降低血黏度，抗血小板聚集，改善心肌的微循环；⑤长期使用还有一定的抗动脉粥样硬化作用。

但大规模临床试验荟萃分析表明，冠心病合并高血压的患者长期使用短效的硝苯地平、地尔硫䓬和维拉帕米治疗，发生心肌梗死的风险分别增加31%、63%和61%，因此建议应尽量使用长效制剂。钙离子拮抗剂单独应用于不稳定型心绞痛，不能预防急性心肌梗死的发生和降低病死率。因此，该药仅作为治疗持续性心肌缺血的次选药物。不过钙离子拮抗剂为变异型心绞痛的首选药物，能有效降低心绞痛的发生率。

哪些冠心病患者需要使用钙通道阻滞剂？

因为具有明确的扩张冠脉的作用，CCB是变异性心绞痛（冠脉痉挛）的首选抗心绞痛药物。除此之外，CCB仅用于硝酸酯类和β受体阻滞剂基础之上的补充治疗（足量硝酸酯类/β受体阻滞剂情况下仍有心绞痛），或不能耐受硝酸酯类/β受体阻滞剂时的替代治疗。使用过程中应强调使用长效CCB，避免短效CCB。

（1）变异型心绞痛的首选药物为CCB，能有效降低心绞痛的发生率。硝酸盐类与钙拮抗剂合用对解除冠状动脉痉挛具有协同作用，疗效肯定，适用于变异型心绞痛或混合型心绞痛。但变异型心绞痛禁忌单独应用β受体阻滞剂。

（2）稳定型心绞痛和非ST段抬高的急性冠脉综合征（ACS）患者，CCB类作为治疗持续性心肌缺血的次选药物。当无ST段抬高的ACS患者合并高血压、心绞痛或周围血管疾病，如其他药物不能有效控制，可应用长效或缓释型二氢吡啶类；若无合并左心功能受损或其他禁忌证，亦可选用具有负性心率作用的非二氢吡啶类钙拮抗剂（地尔硫䓬、维拉帕米），用于非ST段抬高的ACS患者的治疗是安全有效的，但与β受体阻滞剂合用应谨慎。

（3）ST段抬高的急性心肌梗死（STEMI）患者一般不建议使用CCB类药物，但使用β受体阻滞剂无效或禁忌（如支气管哮喘）的STEMI患者，可用非二氢吡啶类钙通道阻滞剂（维拉帕米或地尔硫䓬）以缓解心肌缺血或控制STEMI后出现的心房颤动或心房扑动的快速心室率，除非有心力衰竭、左室功能障碍或房室传导阻滞。

为什么冠心病患者不宜服用短效硝苯地平?

短效二氢吡啶类药物（硝苯地平）可反射性增快心率，使血儿茶酚胺水平升高，导致血压过度波动，加重心肌缺血，可增加心肌梗死或死亡风险，故禁用于冠心病的常规治疗。

相关临床研究表明，用硝苯地平作急性心肌梗死后的二级预防，其总死亡率高于对照组，并且死亡率升高趋势与硝苯地平的用量呈正相关，每日30mg组与对照组无差别；≥40mg/d者死亡的相对危险增加；≥80mg/d者显著增加。进一步研究证实高血压患者长期使用快速释放的硝苯地平、地尔硫䓬和维拉帕米治疗，发生心肌梗死的风险分别增加31%、63%和61%，因此禁用短效CCB类作为冠心病的常规治疗。

曲美他嗪为什么能治疗心绞痛?

曲美他嗪（TMZ）能抑制缺血心肌的代谢异常，通过抑制脂肪酸 β 氧化，促进葡萄糖氧化，减轻细胞内酸中毒，以保持细胞内环境稳定，从而减轻缺血所致心肌细胞损伤，起到直接保护心肌细胞作用。应用本药物不伴有血流动力学参数的变化。临床应用能缓解心绞痛，改善心功能。适用于抗心绞痛单药治疗，也适宜于对常规抗心肌缺血药不能控制的心绞痛患者的辅助治疗，有一定疗效。剂量：20mg，3次/天，口服。

心肌梗死患者为什么要及早服用血管紧张素转化酶抑制剂?

急性心肌梗死根据心电图可分为ST段抬高型心肌梗死（STEMI）和非ST段抬高型心肌梗死（NSTEMI）。血管紧张素转化酶抑制剂（ACEI）的早期应用临床证据不完全相同。

（1）ST段抬高型心肌梗死（STEMI） 几个大规模临床随机研究已明确ACEI有助于改善恢复期心肌的重构，减少急性心肌梗死的病死率和充血性心力衰竭的发生。除非有禁忌证，应全部选用。前壁心肌梗死或有心肌梗死史、心衰和心动过速等高危患者受益更大。通常在初期24小时内开始给药，但在完成溶栓治疗后并且血压稳定时开始使用更理想。一般从小剂量口服开始，防止首次应用时发生低血压，在24~48小时内逐渐达到足量。

（2）非ST段抬高型心肌梗死（NSTEMI） 研究表明，ACEI可以降低急性心肌梗死合并左室功能不全或心力衰竭患者的死亡率及心血管事件发生率；但同时，部分研究发现在无ST段抬高的患者中，其疗效不一致。因此，对无心功能不全的非ST段抬高的心肌梗死患者，短期应用ACEI的疗效尚不明确。对合并心功能不全的非ST段抬高的心肌梗死患者，长期应用ACEI能降低心肌梗死和再发心肌梗死率。

如何治疗变异型心绞痛？

变异型心绞痛是一种特殊类型的心绞痛，发作与心肌耗氧量的增加无明显关系。疼痛发作时心电图出现暂时性ST段抬高，其病理特点一般是在冠状动脉某主支固定性狭窄基础上，又出现了痉挛所致。但冠状动脉完全正常的人，也可发生冠状动脉痉挛而出现心绞痛。其高峰发生在午夜和凌晨，这与患者的心肌缺血发作的频度一致。吸烟是变异型心绞痛的重要危险因素。

冠状动脉痉挛通常对硝酸甘油、硝酸酯类和钙拮抗剂反应很好，可以作为一线治疗（β受体阻滞剂在理论上有潜在不良作用，其临床效果存在争议）。一般首先使用中等至大剂量钙拮抗剂（适用于心率偏快且心功能良好的患者。常用剂量为地尔硫草30~60mg/次，每日3~4次。其缓释或控释制剂90mg/次，每日1~2次；清晨发作者，可以睡前口服长效制剂。贝尼地平：起效平缓，不激活交感神经，对心率无明显影响，水肿发生率相对较低。剂量4~8mg/次，每日1~2次）。对于变异性心绞痛患者均应接受抗血小板治疗，长期口服阿司匹林100mg/d，以防发生急性冠状动脉事件。临床表现急性冠状动脉综合征时应使用双联抗血小板治疗。他汀类药物可以显著降低变异性心绞痛的发作频率并改善血管内皮功能，应坚持长期应用，但尚无充分的循证医学证据。冠脉造影可明确是否伴有固定狭窄，冠脉痉挛的患者原则上不主张介入治疗，个案报告显示，中重度冠状动脉狭窄基础上合并痉挛者可能从介入治疗中获益。同时此类患者应当戒烟，以避免由于吸烟引起的冠状动脉痉挛。

变异型心绞痛在治疗过程中为什么要慎用 β 受体阻滞剂？

变异型心绞痛发作时冠状动脉痉挛的发病机制之一是神经机制。正常冠状动脉的血管平滑肌细胞膜上存在着 α 受体和 β 受体。心交感神经兴奋时，其末梢释放的去甲肾上腺素可作用于冠状动脉平滑肌细胞膜上的 α 受体，使冠状动脉收缩；也可作用于 β 受体，使冠状动脉舒张。因为冠状动脉内 $β_1$ 肾上腺素受体较 $α_1$ 受体占优势，所以交感神经兴奋的净效应是冠状动脉扩张。但是，在有粥样硬化的冠状动脉，刺激交感神经释放的去甲肾上腺素却可使 α 受体兴奋占优势，从而诱发冠状动脉痉挛。而 β 受体阻滞剂因可阻滞使冠状动脉扩张的 β 受体，从而使冠状动脉收缩的 α 受体兴奋更占优势，可加重冠状动脉痉挛，故变异型心绞痛患者应慎用 β 受体阻滞剂。

如何治疗微血管性心绞痛？

微血管性心绞痛因其病因、发病机制和疗效不肯定，又称为"X综合征"，一般认为是由于冠状动脉微血管病变引起，所以称为微血管性心绞痛。由于未完全阐明微血管性心绞痛的病因，目前各种治疗方法疗效不肯定。一般认为，冠脉微循环障碍与心外膜冠脉粥样硬化具有相同的危险因素，因此常规的治疗应包括对传统心血管疾病危险因素如高血压、糖尿病以及血脂异常等的管理和治疗。在改善临床症状方面，传统的抗心绞痛药物均可以常规尝试，如硝酸酯类、CCB以及 β 受体阻滞剂等，但仍需要进一步的临床研究证实其明确疗效。近年来钾通道开放剂尼可地尔应用于这类患者，有一定的疗效。

心血管神经症怎么治疗？

心血管神经症是以心血管疾病的有关症状为主要表现的临床综合征，是神经症的一种类型。大多发生在青年和壮年，以20~50岁者最多见。女性多于男性，尤其是更年期妇女更多见。病理上无器质性心脏病证据。本症主要需与心绞痛、甲状腺功能亢进症、心肌炎和更年期综合征等疾病鉴别。

治疗措施包括：①使患者了解本症的性质以解除其顾虑；②医务人员与家属一起设法寻找可能的诱发因素，并使之尽可能解除；③鼓励患者进行运动锻炼；④心理咨询，消除思想障碍；⑤药物对症治疗，如镇静剂、β受体阻滞剂，必要时给予抗抑郁剂等。本症不影响人的寿命，但严重患者可长期不能正常地生活和工作。

冠心病治疗药物每天什么时候服比较好？

冠心病患者何时服药主要取决于3个因素：疾病特征、药物特性、自然人的生物节律，即生物钟。研究发现各种严重心脏事件（如心肌缺血和心肌梗死、心律失常、心脏性猝死）的发生，在清晨觉醒并开始活动的几个小时内常见，发生率的峰值一般在上午6~10时；夜间发生率明显降低，凌晨3~6时最低。其机制可能是内源性因素（如自主神经功能、儿茶酚胺水平、凝血/纤溶活动的生物节律等）与外界因素（如活动-休息周期）的共同影响。这一节律特征与其他心血管参数的昼夜节律特征基本一致。

因此，大多数冠心病药物，也包括其他心血管病药物最好是晨起即服药，甚至是早晨醒来即服药，以预防晨起后的急性心血管事件，如猝死、心肌梗死等。很多病员担心空腹服药对胃肠刺激较大，直到早饭后开始服药，这是一种多余的担心，除非药物说明书特别声明（如阿司匹林最好饭后服药，而多数调脂药要求睡前服药）。也可以晨起后吃些饼干和牛奶或一杯白开水后服药，这样就两全其美了。

急性心肌梗死可以治疗吗，有哪些措施？

首先，急性心肌梗死（AMI）是可以治疗的。急性心肌梗死主要是因为冠状动脉内斑块的不稳定、破裂，继发血栓形成，导致冠脉血流发生急性中断，继而引起心肌急性的缺血性坏死。通俗地讲就是，向心肌供血的管道（冠状动脉）急性堵塞，使相应的心肌细胞缺血缺氧而发生坏死。因此，及时疏通冠脉血管，快速恢复心肌血流灌注（即再灌注治疗）是急性心肌梗死的核心治疗方法。

其次，急性心肌梗死可以分为ST段抬高型急性心肌梗死（STEMI）和非ST段抬高型急性心肌梗死（NSTEMI）。STEMI患者意味着梗死相关血管急性完全闭塞，要求尽快开通梗死相关血管，可以溶栓和（或）介入治疗，具有挽救心肌，减少心衰和死亡率的作用。NSTEMI患者常提示梗死相关血管不完全闭塞，根据危险分层决定介入治疗时机，但不能溶栓！外科冠状动脉搭桥术由于费时，创伤大，一般不用于AMI。

最后，AMI除了最重要的再灌注治疗，还有常规治疗。具体包括：心电血压监护，饮食和护理，抗栓治疗，抗心肌缺血和抗心室重构等治疗。常规治疗同样是十分重要的，而且是再灌注治疗的必备方案。

总之，急性心肌梗死是可以治疗的，并且应尽早就诊，及时治疗。STEMI患者需要争分夺秒，抢救濒死心肌。此时"时间就是心肌，时间就是生命"。

发生了急性心肌梗死，家人或周围的人怎样进行急救？

如果家人或周围的人发生心肌梗死了，应当怎么急救呢？前面的问题中讲到，心肌梗死根本的治疗是再灌注治疗，这显然对于常人来讲是力所不及的。所以，最重要的应该是做到"快速反应、快速求救"。多数患者发生心肌梗死都是在院外，发作时身边正好站着心内科医生的可能几乎为零。因此周围人及本人的反应、处理方法对患者疾病的最终后果乃至生命都十分重要。我们工作中经常可以遇到一些心肌梗死的患者在家中经过了诸如"拔火罐""按摩""服用胃药、止痛药"等各种周折后才来到医院，耽误的时间有数小时、数天，甚至数周，甚至就诊后不配合医护治疗的情况也并非少见。其背后原因可能是源于对急性心肌梗死相关医学常识的不了解。下面的内容将非常有助于患者及家属早期发现急性心肌梗死并及时寻求医学救助。前面讲到，急性心肌梗死是冠心病的不稳定表现，那么何谓"不稳定"？如果出现以下情况，则需要高度警惕急性心肌梗死的可能：①近期新出现的心绞痛；②近期较前频繁的心绞痛；③近期较前严重的心绞痛；④伴有肩背痛、全身冷汗、晕厥、呼吸困难等严重伴随症状的心绞痛。此时，应立即呼叫急救系统120就医。在等待急救医生到达之前，应该限制患者活动，不要随意搬动患者，劝说患者避免过度紧张。因为活动及精神紧张会增加心肌耗氧量，而使病情恶化。全民应当掌握基本的心肺复苏技能，如果周围有人出现心博骤停、意识丧失，路人应当予及时判断，并立即进行心外按压及人工呼吸，并同时呼叫急救系统。

为什么强调急性心肌梗死要尽早治疗？

急性心肌梗死的患者，从起病到正确治疗的时间与心肌坏死的面积、并发症和生存率直接相关。美国有这样的统计，每年有90万人患急性心肌梗死，其中约有22.5万人死亡。至少半数死者死于症状发生后的1小时内和到达医院的急诊科以前。资料显示，早期治疗能降低死亡率、缩小梗死范围和改善左心室功能。已经证明，急性心肌梗死患者延误治疗是其存活率低的关键因素。多数患者在症状发作后长达2小时或更长时间并未就诊，相当大的一部分患者等到12小时或更长的时间方才就诊。长时间的缺血会使相应的心肌细胞不可逆的死亡，这时即使恢复血液供应也疗效甚微。一般来说，急性心肌梗死起病12小时以内是再灌注治疗的有效时间窗。在起病后70分钟内接受再灌注治疗的患者病死率是1.2%，而在6小时内接受再灌注治疗的患者病死率为6%。用"时间就是心肌，时间就是生命"来形容尽早治疗对心梗患者的重要性真是再合适不过了。

缩短患者起病至到达医院的时间至关重要，在急性心肌梗死导致的死亡总人数中，50%以上是死于起病后1小时内。救治的核心问题是早期，遗憾的是很多患者早期因能忍受而未及时就诊，痛失最佳抢救时机。应通过各种媒体渠道告知社会"有胸痛去医院"。目前多数三甲医院都具备全天候为心肌梗死患者提供再灌注治疗的能力。这种情况下，鉴于时间对心梗患者的重要性，一旦发病应当选择最近的、有条件的医院就诊。

如何配合医生做好急性心肌梗死的治疗？

对于急性心肌梗死这样危重的疾病，除了医生的精心治疗外，还需要患者及家属的积极配合。谈到配合首先要说的就是信任，因为信任是配合的基础。如果没有基本的信任，对医生提出的治疗方案全盘怀疑，其结果只能是延误病情，甚至付出生命的代价。疾病的急性期，积极开通闭塞的血管、决定并调整用药的方案及剂量，这些事都是交给医生去做的。而帮助监督长期治疗、定期复诊的重担则要交给家属。医疗工作中，相当部分的患者及家属就诊不及时，甚至就诊后不配合医护救治，丧失最佳再灌注疗时机，最终导致患者非死（猝死或院内死亡）即残（心力衰竭）的悲剧。

即使急性心肌梗死患者得到再灌注治疗，但是仍存在心肌梗死后并发症等相关风险危及生命，背后的原因正是上面提到过的心肌坏死不可逆。此阶段仍需要患者及家属充分理解"静养"的必要性，并且需要在监护病房接受心电监护等。在急性心肌梗死的后期，即稳定期，则需要患者及家属协助管理患者健康的生活方式，如避免紧张劳累，戒烟戒酒，适量运动。做到坚持规律服药，也包括相关危险因素及并发症的药物治疗，如高血压、糖尿病、血脂异常以及心律失常、心力衰竭等。服药期间应定期关注患者精神、食欲、体重、睡眠及大小便的状态，是否有不适情况的出现，定期进行血尿便常规、肝肾功能、血脂、血糖、心电图、心脏超声等检查，并根据检测结果定期与专科医师进行随访，积极配合专科医师对治疗方案的调整和优化。

发生急性心肌梗死的患者什么时候可以下床活动？

前面提到，心肌梗死患者的一般治疗措施中包括卧床休息。那么应该卧床休息多久呢？一般来讲，对于一般情况较好，没有其他并发症的患者，卧床休息3天就足够了。而有严重并发症的患者则需延长，具体的时间则因人而异。在此期间需由护理人员帮助患者进食、洗漱及大小便。卧床休息，并不是要求患者躺在床上一动不动。患心肌梗死的患者多是老年、易患血栓栓塞疾病的患者。长时间的卧床，容易促进静脉，尤其是下肢静脉血栓的形成。因此，卧床期间护理人员应有意识地帮助患者活动、按摩下肢。需注意的是，可以下床活动后，活动量的增加应循序渐进，切莫操之过急。

急性心肌梗死需要采取止痛措施吗？

对急性心肌梗死患者采取止痛措施是十分重要的。剧烈的疼痛常常带来濒死感，患者会非常紧张。疼痛与紧张感都会使交感神经过度兴奋，使循环处于高动力状态，进而带来心动过速、血压升高、心脏耗氧量增加。这一系列反应无疑对于本身因为缺少血液供应而面临"死亡威胁"的心肌更是雪上加霜。多数情况下，急性心肌梗死通过症状、心电图表现及心肌坏死标志物的检查，可以得到比较明确的诊断，这时适当给予镇痛治疗，不用担心掩盖病情。一开始可以先含服硝酸甘油，随后静脉点滴硝酸甘油，如果疼痛不能够很快缓解，则心肌梗死的可能性就比较大了，这时需要给予较强的镇痛剂，最常用的是吗啡和哌替啶（杜冷丁）。其中吗啡的镇痛作用更强一些，常用量是静脉注射3mg。如果疼痛缓解不理想，可以在15~30分钟后重复应用。可能带来的不良反应包括恶心、呕吐、低血压，最严重的是呼吸抑制。因此，对于高龄同时有严重的慢性肺病时，应当慎用。相比之下，哌替啶的不良反应较少，对于下壁心肌梗死同时伴有恶心呕吐的患者，更为适合，但其镇痛作用较吗啡稍弱。

什么是急性心肌梗死的溶栓治疗？

大量临床研究资料表明，急性心肌梗死患者症状出现后，迅速恢复阻塞的冠状动脉血流是改善患者的短期和长期预后的最关键因素。20世纪80年代以来，基础研究及冠状动脉造影资料一致显示，冠状动脉内血栓形成导致血管闭塞是引起急性心肌梗死的最重要原因。基于这种认识，促使研究者将纤溶酶原激活作为达到迅速溶解冠状动脉内血栓、实现血管再通（再灌注）的一种治疗手段——即急性心肌梗死的溶栓治疗，它是急性心肌梗死治疗的一个重要里程碑。由此，对心肌梗死的治疗从被动处理并发症的阶段转向积极挽救心肌、预防并发症发生的崭新阶段。所有正在使用和正在研究的溶栓药物都是纤溶酶原激活剂，通过激活纤溶酶而降解纤维蛋白，将血栓中的纤维蛋白降解为可溶性纤维蛋白降解产物，使闭塞的血管再通。溶栓治疗具有快速、简便、经济、易操作的特点，是目前ST段抬高型心肌梗死再灌注治疗的重要方法之一。溶栓治疗仅适用于ST段抬高型急性心肌梗死而且没有禁忌证的患者。溶栓后尽量在3~24小时内完成冠状动脉造影检查，决定是否需要介入支架植入术。

急性心肌梗死发病后多长时间内适合溶栓？

动物模型和早期的溶栓临床研究资料显示，再灌注治疗可以挽救濒临死亡的心肌并降低死亡率，但其疗效呈明确的时间依赖性。有研究者将动物的冠状动脉夹闭造成急性心肌梗死，发现20分钟后心肌坏死从心内膜下到心外膜下呈"波前状"进展，6小时内70%的心肌发生透壁性坏死；2小时内恢复冠状动脉血流能挽救大量心肌并恢复缺血心肌的功能，而在6小时后恢复冠状动脉血流只能挽救少量心外膜下心肌。人类的情况与动物不完全一致，但临床研究资料仍然显示，开始溶栓治疗的时间越早，所挽救的心肌数量越多，心功能改善越明显，患者的死亡率越低。2小时内开始溶栓治疗，疗效甚至具有优于直接行经皮介入治疗（PCI）的趋势；3小时内开始溶栓治疗，疗效基本与PCI相当；12小时之内开始溶栓治疗也可使患者明显获益，但疗效逊于PCI。因此，目前各个国家和组织制定的指南均将症状发作后12小时作为适合溶栓治疗的时间窗，并强调应当尽早开始溶栓治疗。仍然要强调：溶栓治疗仅适用于ST段抬高型急性心肌梗死而且没有禁忌证的患者。溶栓后尽量在3~24小时内完成冠状动脉造影检查，决定是否需要介入支架植入术。

急性心肌梗死溶栓治疗的常用药物及方法是什么？

目前临床上常用的溶栓药物包括尿激酶、链激酶、组织型纤溶酶原激活剂（简称t-PA），近年来开始用于临床的新药包括单链尿激酶型纤溶酶原激活剂及新型的组织型纤溶酶原激活剂，如TNK-tPA、瑞替普酶、来替普酶等。

链激酶从链球菌中提取，在国外最早用于临床。作为第一个用于临床的溶栓药物，链激酶疗效好，价格低廉，但具有一定的抗原性，在多数健康人群中可检测出链激酶抗体，部分患者输注链激酶时易出现发热、过敏等不良反应，目前临床上已较少将其用于急性心肌梗死溶栓治疗。

尿激酶从人的尿液中提取，是国内应用最为普遍的溶栓药物。它没有抗原性和致热源性，应用时不需要做过敏试验。急性心肌梗死溶栓治疗的常用方法为每千克体重2万单位于30分钟内静脉输注，其后配合肝素或低分子肝素治疗。

重组组织型纤溶酶原激活剂（rt-PA）通过基因技术生产，具有选择性溶解血栓的作用，不影响血循环的纤溶系统。具体使用方法参见药品说明书。

急性心肌梗死溶栓治疗的适应证是什么？

急性心肌梗死患者是否具有溶栓治疗的适应证主要从几个方面考虑：①急性心肌梗死的诊断是否明确；②患者到达医院的时间是否还在溶栓治疗的时间窗内；③有没有溶栓治疗的禁忌证。

我国急性心肌梗死适应证：①胸痛符合急性心肌梗死诊断；②相邻两个或更多导联ST段抬高在胸导联>0.2mV、在肢体导联>0.1mV，或新出现的左束支传导阻滞；③发病6小时以内者，最佳的时间是3小时内。若6~24小时，患者仍有严重胸痛，并且ST段抬高导联有R波者，可以考虑溶栓治疗；④年龄<75岁；⑤就诊后预计无法在120分钟内开通梗死相关动脉者，否则应优先选用介入支架植入术。

急性心肌梗死溶栓治疗的禁忌证是什么？

溶栓药物的主要不良反应为出血，尤其是严重的内脏出血存在致死风险，因此，急性心肌梗死溶栓治疗的禁忌证主要指患者已经存在的、可能会增加出血风险的各种临床情况。非ST段抬高型急性心肌梗死不适合溶栓治疗！

ST段抬高型急性心肌梗死溶栓治疗绝对禁忌证包括：既往有出血性脑卒中病史，已知有脑血管结构损伤（如动静脉畸形），已知的颅内恶性肿瘤（原发性或转移性），3个月内的缺血性卒中病史（但不包括3小时内的急性缺血性卒中），疑诊为主动脉夹层，活动性出血（月经除外）或出血体质，近3个月内明显的头部闭合伤或面部创伤。

ST段抬高型急性心肌梗死溶栓治疗相对禁忌证包括：慢性的、严重的、控制不良的高血压病史，就诊时严重的、未控制的高血压［收缩压高于23.9kPa（180mmHg）或舒张压高于14.6kPa（110mmHg）］，超过3个月的缺血性卒中、痴呆或其他已知的颅内病变病史，创伤性或长时间（长于10分钟）的心肺复苏或大的外科手术（3周以内），最近发生的（2~4周）颅内出血，不可压迫的血管穿刺，妊娠，活动性消化性溃疡，正在使用抗凝药物（INR越高，出血风险越大）以及对某些溶栓药物的过敏史。

溶栓治疗后冠状动脉再通的临床指征是什么？

冠状动脉造影是判断溶栓治疗后冠状动脉是否再通的最准确的方法。当不能进行冠状动脉造影时，临床上常采用以下4条标准来判断冠状动脉是否再通：①心电图上抬高的ST段在2小时内下降大于50%；②2小时内胸痛症状（或相当于胸痛的其他急性心肌梗死症状）基本缓解；③2小时内出现再灌注心律失常；④血清肌酸磷酸激酶同工酶（CK-MB）的酶峰提前到发病后14小时内。同时具备上述4项标准中的2项或2项以上可判断为溶栓后冠状动脉再通，但只符合第2项和第3项时不能判断为再通。

急性心肌梗死溶栓治疗有哪些并发症？

急性心肌梗死溶栓治疗的主要并发症是出血、溶栓药物过敏和再灌注心律失常。其中最重要的并发症是出血。出血多发生在穿刺部位，偶有颅内、消化道、泌尿道、牙龈出血等。由于致死及致残率很高，颅内出血有重要的临床意义。与颅内出血发生率增加相关的临床因素有：高龄（>65岁）、低体重（<70kg）、高血压和使用链激酶等。一般认为，如预期颅内出血发生率小于1%，可进行溶栓治疗；如大于1%，则不该进行溶栓治疗。如在溶栓过程中或溶栓后出现神经系统症状、特别是最初治疗的24小时内出现者，首先应考虑颅内出血可能。溶栓药物过敏主要见于链激酶，因此6个月内使用过链激酶的患者应避免再次使用。少数情况下，再灌注心律失常可能引起严重的血流动力学异常，一旦出现应密切监测，必要时予相应处理。

药物溶栓的效果如何？

大规模临床试验的证据表明，溶栓治疗可使60%~80%的急性心肌梗死患者的梗死相关血管达到早期、持续、充分的开通，患者的死亡率明显下降，心功能恢复得到明显改善。有研究者总结了9个入选患者均超过1000例的随机对照研究的结果，显示溶栓治疗可以使急性心肌梗死患者的死亡率下降达18%，即每1000名患者中可避免180例死亡。其中规模最大的一个研究入选患者达17187名，在心肌梗死后4小时内给予链激酶溶栓及阿司匹林口服治疗，结果显示链激酶加阿司匹林组死亡率为6.4%，而对照组为13.1%。另有报道，溶栓治疗使死亡率下降达53%。目前溶栓治疗成功率为60%~80%，具体是多少会因使用药物和患者个体情况而不同。因此，ST段抬高型急性心肌梗死就诊后无法在120分钟内介入开通梗死相关动脉时，又有溶栓适应证时应该立即启动溶栓治疗。溶栓治疗具有改善心肌血供，挽救濒死心肌，改善生活质量和减少死亡率的作用。

溶栓治疗后怎样防止冠状动脉再次发生闭塞？

溶栓治疗虽然能溶解冠状动脉内的新鲜血栓，使60%~80%的急性心肌梗死患者的闭塞血管实现再通，但溶栓治疗对冠状动脉本身存在的不稳定的粥样硬化斑块没有影响；而且，由于溶栓药物激活了体内的纤溶系统，可出现继发性凝血系统功能亢进；另外，血小板激活是促进冠状动脉内血栓形成的重要因素，溶栓药物并不能抑制血小板的激活。因此，在溶栓治疗实现血管再通后，冠状动脉仍可能再次闭塞。为了预防再次闭塞，注意如下方面：①溶栓前依照指南使用肝素。基层STEMI救治经验表明，约1/4的STEMI患者早期应用肝素后可出现血管再通。因此，对于没有溶栓条件的医院，更应重视早期肝素化治疗。肝素还通过促进血管内皮细胞释放组织型纤溶酶原激活物，促进体内血栓溶解，防止梗死面积扩大。所以早期静脉应用普通肝素是STEMI溶栓或PCI前甚为关键的基础性治疗。②溶栓前依照指南使用阿司匹林和氯吡格雷抑制血小板激活。③溶栓后依照指南使用肝素。④加强溶栓前后出凝血功能监测。⑤溶栓后3~24小时内行冠脉造影术，评价病变情况，决定是否需要介入支架植入术，确保血管再通。

急性心肌梗死并发心律失常如何治疗？

心律失常是急性心肌梗死的常见并发症，各种快速型及缓慢型心律失常均可发生。一般而言，心肌梗死后短期内发生的多数心律失常和缺血心肌的电不稳定、心力衰竭和电解质紊乱等因素相关，因此在治疗上首先应当明确是否存在上述可逆性诱因，纠正这些诱因后往往可以使心律失常得到有效控制而无须其他治疗。然而，某些心律失常可以在短时间内引起严重的血流动力学障碍，如不及时治疗，将可能导致死亡或使病情加重。这种情况下通常需要首先对心律失常进行必要的治疗，再去除诱因以避免心律失常复发。①期前收缩：房性期前收缩以及单个室性期前收缩、二联律、非持续性室性心动过速和加速性室性自主心律通常无须特殊治疗。②室性心动过速：持续性单形性室性心动过速（超过30秒）不伴有心绞痛、肺水肿或低血压时可以选择药物治疗，常用药物为胺碘酮；如伴有心绞痛、肺水肿或低血压，应选择直流电复律。③持续性多形性室性心动过速应直接给予直流电复律。④心室颤动或无脉性室性心动过速：应立即给予直流电复律，如电复律无效，可以静脉注射胺碘酮后再次尝试电复律。⑤室上性心动过速或心房颤动：如果心动过速发作时伴随低血压或心绞痛，应给予直流电复律治疗；如不伴有低血压或心绞痛，可首选药物治疗，常用药物有 β 受体阻滞剂、非二氢吡啶类钙通道阻滞剂、胺碘酮等。⑥缓慢型心律失常：急性心肌梗死患者可并发显著的窦性心动过缓或房室传导阻滞，药物疗效不确切，必要时应植入临时起搏电极。总的来说，开通缺血相关血管是治疗的基础。

急性心肌梗死并发休克如何治疗？

心源性休克是由于心肌严重受损，导致心排血量急剧减少，全身循环功能障碍而出现的一系列以缺血缺氧、代谢障碍和重要脏器损害为特征的临床综合征。心源性休克是急性心肌梗死的严重并发症，病死率高达50%~80%。一旦出现心源性休克的征象，首先要明确是否发生了急性心肌梗死的机械并发症，如室间隔穿孔、乳头肌断裂及心脏游离壁破裂等。体格检查和心脏彩超可以确诊。一旦证实存在机械并发症，应争取尽早接受外科手术修补，否则死亡率极高。如果没有机械并发症，心源性休克是由于大面积心肌坏死或缺血引起。治疗主要包括如下方法：①药物治疗：包括静脉应用正性肌力药物（如多巴酚丁胺、多巴胺）以及必要时与血管扩张剂硝酸甘油、硝普钠联合使用。②主动脉内球囊反搏（IABP）：IABP可增加舒张期冠状动脉血流灌注及降低左心室后负荷，对改善心源性休克患者的血流动力学紊乱状态有很明显的益处。③有条件的医院使用体外膜肺氧合技术（ECMO）减轻急性期心脏负担，改善全身氧供。④开通闭塞的冠状动脉：心源性休克患者通常首选经皮介入治疗，有条件时，部分高危患者可选用冠脉搭桥手术。如果患者不能接受这两种方法，只要没有禁忌证，应接受溶栓治疗。对心源性休克的患者而言，开通闭塞血管的时间窗可延长至症状出现后36小时，而且通常需要在IABP支持下进行。总之，尽早开通缺血相关血管，改善心肌灌注是治疗的关键。

急性心肌梗死并发心力衰竭如何治疗？

急性心肌梗死并发的心力衰竭通常为大面积心肌坏死或缺血引起的泵衰竭，同时存在心排血量降低和肺淤血，是心肌梗死的严重并发症之一。其治疗方法包括如下几个方面：①尽快开通缺血相关血管，改善心肌血供是治疗的基础。没有介入条件，有溶栓适应证的要启动溶栓治疗。②如果患者心脏指数小于2.5L/(min·m²)、肺毛细血管楔压大于2.39kPa(18mmHg)且动脉收缩压大于13.3kPa（100mmHg），可通过静脉应用利尿剂缓解心力衰竭症状。③应用血管扩张剂，扩张动静脉，减轻心脏前后负荷。常用的有硝酸甘油和硝普钠。④必要时使用多巴胺、多巴酚丁胺和去甲肾上腺素维持血压。⑤有条件医院使用主动脉内球囊反搏（IABP）和（或）体外膜肺氧合技术（ECMO）减轻急性期心脏负担，改善全身氧供。⑥保持合适体位和酒精湿化给氧。

右室梗死在治疗上有哪些注意事项？

右室梗死可以表现为无症状的右心功能不全，也可表现为心源性休克。由于右心系统和左心系统的血流动力学特点有很大差异，因此治疗原则和常见的左心室心肌梗死有很大差别。例如，常规用于左心室梗死的药物硝酸甘油和利尿剂可降低前负荷，导致右心充盈减少而出现严重的低血压。右室梗死的治疗原则如下：①积极补充血容量（以静脉补充生理盐水为主），避免使用硝酸酯类药物和利尿剂，必要时可行血流动力学监测指导补液治疗；如果单纯补充血容量后心输出量不能增加，可加用正性肌力药物如多巴酚丁胺；对合并房室传导阻滞的患者，可考虑应用房室顺序起搏治疗以保证房室收缩协调，增加心输出量；如同时合并左心功能不全，应考虑应用主动脉内球囊反搏以降低心脏后负荷。②和左心室心肌梗死一样，尽早开通闭塞的冠状动脉是挽救心肌、降低患者死亡率的最重要措施。

目前无创冠状动脉显像能替代冠状动脉造影吗？

尽管随技术的进步，无创冠状动脉造影如计算机断层扫描血管显像（CTA）的图像质量和诊断准确性已经有了很大的提高，但目前还不能替代冠状动脉造影。主要原因是冠状动脉CTA受心率、心脏节律和呼吸的影响，产生伪影的机会较多；心律失常如期前收缩、心房颤动等情况可能影响图像质量和结果评判；冠状动脉的明显钙化或支架植入后的金属影等因素影响对管腔的成像；另外CTA对狭窄程度定量判断的准确性还明显低于冠状动脉造影。

什么是冠状动脉的介入治疗？

冠状动脉介入治疗是指针对冠状动脉的狭窄病变，采用导管的方法，利用各种技术，如球囊扩张、支架植入、高频旋磨等，达到使狭窄程度减轻或消失，管腔扩大，从而恢复其供血功能的治疗方法。对其他病变（如动脉瘤），也可采用介入的方法进行治疗。

目前常用冠状动脉的介入治疗有哪些措施？

冠状动脉介入治疗的措施有很多，包括球囊扩张、支架植入、高频旋磨、定向旋切、激光治疗、超声治疗、冠状动脉腔内照射、血栓抽吸术等。其中最常用的是球囊扩张和支架植入术。

冠状动脉的介入治疗常见并发症有哪些？

冠状动脉介入治疗的并发症归纳起来可包括治疗局部、穿刺部位和全身的并发症。治疗局部的并发症主要是冠脉夹层导致介入相关心肌缺血或坏死、血管穿孔导致心包填塞、治疗血管或重要分支闭塞引起心肌梗死等以及各种心律失常；穿刺部位的并发症包括血肿（包括腹膜后）、假性动脉瘤、动静脉瘘、局部压迫导致的神经损伤，桡动脉穿刺者可能出现出血导致的肌筋膜综合征；全身的并发症包括栓塞、出血（消化道、颅内）、造影剂过敏和造影剂肾病等。

什么叫经皮冠状动脉腔内成形术，哪些患者需要做冠状动脉腔内成形术？

经皮冠状动脉腔内成形术其实就是冠状动脉介入治疗，通过经皮穿刺的方法，经导管最终使冠状动脉的管腔扩大的治疗方法。冠状动脉管腔狭窄或闭塞导致缺血，引起临床症状或有心肌缺血的其他证据者需要进行经皮冠状动脉腔内成形术。临床上单纯冠状动脉成形术应用较少，一般与支架植入术结合使用。

什么是冠状动脉内支架植入术，哪些患者需要在冠状动脉内放支架？

冠状动脉内支架安置术是采用经皮冠状动脉介入治疗的方法，将支架植入到冠状动脉狭窄部位，从而达到扩大管腔的目的。对于经冠脉造影术以及冠脉腔内影像学证实，与临床心肌缺血相一致的冠脉严重狭窄，一般需要冠脉内支架植入治疗。具体地说：①慢性心肌缺血综合征患者，即稳定型冠心病患者，血管狭窄>90%或血管狭窄在50%~90%之间，而且有缺血证据者，需要植入支架。小于50%狭窄的血管不应植入支架。②急性冠脉缺血综合征一般都需要植入支架。具体地说急性ST段抬高型心肌梗死需要急诊介入治疗，而且是越早越好。不稳定型心绞痛和非ST段抬高型心肌梗死根据危险分层决定介入手术时机。

冠状动脉内放入的支架是什么样的，目前有哪些类型？

冠状动脉内支架大多为不锈钢材料或合金材料制成，这些材料均有良好的生物相容性，保证其可长期安全地放置在体内。

什么是药物涂层支架，与普通支架相比疗效如何？

药物涂层支架，也称为药物洗脱支架，是指支架的金属丝表面带有可释放的药物，这些药物一般通过特殊的涂层材料作为释放的载体，不过，目前也有不通过涂层载体的药物支架。与普通的支架（也称金属裸支架）相比，植入药物洗脱支架后发生支架内再狭窄的比例明显降低，因此也降低了再次进行介入手术或外科搭桥术的需要。但由于药物支架可能影响血管的愈合，植入支架后需要强化抗血小板药物治疗，一般情况下需要两种抗血小板药物联合治疗12个月。

支架可以完全吸收吗?

约有20%冠心病患者需要采用心脏支架进行治疗。冠状动脉支架自20世纪80年代问世至今,经历了金属裸支架、药物洗脱支架和完全可降解吸收支架三个时代。

金属裸支架和药物洗脱支架实现了对血管扩张、支撑和挤压斑块的作用,从而改善心肌缺血,提高生活质量,甚至延年益寿的作用。但是支架长期固定在血管壁上,妨碍了血管运动,排除了外科旁路移植术的可能,甚至会引发长期异物反应。为了克服这些缺点,完全生物可降解吸收支架应运而生。

目前已经有的完全可吸收支架有生物可吸收支架(如我国乐普公司开发的NeoVas支架)和可降解金属支架(如雅培公司开发的Absorb BVS支架)。雅培公司的Absorb BVS可显著增加支架内血栓,尤其是晚期和极晚期支架内血栓的形成,也因此退出市场。我国自研的NeoVas支架有效性和安全性正在研究中。

总之,金属裸支架、药物洗脱支架长期留在冠状动脉内,无法取出或吸收消失。完全可吸收支架是存在的,在体内3~4年内逐渐吸收消失,但其安全性和有效性还需进一步研究。目前没有在临床推广使用。

冠状动脉内放入的支架会脱落吗,一段时间后需要取出吗?

支架一旦在病变局部释放,就紧贴在血管壁上,经过一段时间,支架表面会出现内皮化,支架和血管壁就结合在一起,因此,在局部扩张释放后的支架是不会脱落的,无须也无法取出。

何谓经皮冠状动脉内斑块旋切术?斑块切除了还要植入支架吗?

冠状动脉内斑块旋切术是采用旋切装置,将冠状动脉的粥样硬化病变切除并取出体外的方法。目前临床上常用的是FLEXCUT。斑块旋切术不能代替支架植入术，而且临床较少应用。如果使用斑块旋切术，也是先旋切，然后植入支架。网上和民间流传的"冠脉斑块切下来后就不用支架了"的说法是错误的！不要相信！

何谓经皮冠状动脉内斑块旋磨术？斑块磨掉了还要植入支架吗？

冠状动脉内斑块旋磨术指的是利用高频旋磨的方法研磨斑块，研磨下的粉末可随血流冲刷到远端，最终被清除。适应证主要是指明显钙化，球囊无法通过或无法扩张的病变。钙化斑块旋磨是为后来球囊扩张支架植入术创造条件，也就是说斑块旋磨术不能代替支架植入术。网上和民间流传的"冠脉斑块磨掉后就不用支架了"的说法是错误的！不要相信！

何为血栓抽吸术？血栓抽出来了还要植入支架吗？

急性心肌梗死急诊做冠状动脉造影发现明显的血栓时，可以用血栓抽吸导管抽吸出血栓。血栓抽吸术确实能改善术中血流，理论上应该可以改善临床结果，但是研究发现血栓抽吸术并不改善远期预后。目前临床上只有造影发现血栓负荷重时才应用血栓抽吸术。这种技术我们国家在1998年就开始应用，在2003年前后已广泛使用。

急性心肌梗死的本质是冠状动脉内斑块破裂，导致血栓形成。即使抽吸出了血栓，血流恢复了，仍然应该植入支架。因为斑块破裂，血管壁组织外露可导致新的血栓形成，这时植入支架可以挤压"封住"破口，达到开通并维持血管通畅的效果。如果不植入支架，即使血栓抽出了又可形成新的血栓。

可见，血栓抽吸术不是什么神秘技术，早已应用于临床。网上和民间流传的"血块抽出来了就不用支架了"的说法是错误的！不要相信！

球囊扩张或支架植入后为什么会发生再狭窄？

球囊扩张和支架植入术后，血管会对损伤发生修复反应，局部损伤刺激可诱发平滑肌等的过度增生，引起再狭窄的发生。单纯球囊扩张后，血管还可能发生弹性回缩，出现再狭窄。

怎样判断冠状动脉介入治疗后发生了再狭窄？

发生再狭窄后，由于管腔再次出现狭窄，影响血液供应，可以出现心肌缺血的临床症状，包括心绞痛等。当然，少数情况下，患者可能没有症状。无创检查（如负荷试验）也可以发现心肌缺血的改变。最准确的方法是行冠状动脉造影检查。

成功接受冠状动脉介入性治疗后还需要继续冠心病的药物治疗吗？

需要的。继续药物治疗主要是为了预防以后病变的进展和心血管事件的发生，其中的抗血小板药物可以预防支架内血栓的形成和其他病变部位的血栓。他汀类药物可预防支架内再狭窄，以及其他冠脉斑块的发生和进展。同时，还需要积极通过药物治疗管理患者的危险因素如血压、血糖和血脂，以及预防心律失常、心力衰竭等并发症。

成功接受冠状动脉介入性治疗后多久要去复查冠脉造影？

复查冠脉造影的目的主要是了解支架部位是否有再狭窄，对有些患者还需要了解其别的部位的病变是否有进展。对于植入药物支架的患者，做复查造影还可以了解其是否有动脉瘤的形成，对某些特殊部位如主干或其他血管开口部位的支架，复查造影的意义较大。一般建议术后9~12个月后随访复查，如果患者出现心绞痛症状，需要随时复查造影。

如果发生了冠状动脉内的再狭窄怎么办？

大多数再狭窄病变可以采用再次介入的方法进行治疗，对于支架内的再狭窄，目前推荐使用药物球囊进行扩张治疗。对于支架外的再狭窄，可以考虑再次植入支架。同时关注传统危险因素的管理。对反复发生再狭窄的患者，有时需要外科搭桥手术。

什么是主动脉内球囊反搏，哪些患者需要接受主动脉内球囊反搏治疗？

主动脉内球囊反搏是用于辅助循环支持的抢救措施，可以降低心脏收缩期的负荷，增加心脏舒张期冠状动脉的血供。它可作为心脏泵衰竭、心源性休克等血流动力学不稳定的患者的辅助抢救措施，也可作为高危的冠心病介入手术或外科搭桥手术的保护措施。

什么是漂浮导管，哪些患者需要接受漂浮导管检查？

漂浮导管是用于测定血流动力学参数的，可以测定心脏腔室和肺血管不同部位的压力，测定心脏功能，用于指导治疗。一般用于重症监护患者。

发生急性心肌梗死后，溶栓治疗和冠状动脉介入治疗哪一个更好？

首先，急性心肌梗死的本质是梗死相关动脉斑块破裂，血栓形成，导致完全或不完全闭塞。在心电图上完全闭塞常表现为ST段抬高，即ST段抬高型急性心肌梗死（STEMI），不完全闭塞在心电图上多表现为ST段不抬高，即非ST段抬高型急性心肌梗死（NSTEMI）。溶栓治疗只适用于STEMI，禁用于NSTEMI！大多数情况下，介入治疗适用于所有心肌梗死的治疗。

其次，再灌注治疗主要包括药物溶栓和急诊介入治疗。溶栓治疗是把相关药物通过静脉内输注，激活血栓中纤维蛋白溶酶原，使后者转变为纤维蛋白而溶解冠状动脉内血栓，进而达到冠脉血流再通的目的。溶栓治疗的优势在于早期疗效确切（急性心肌梗死2小时内），适用于无急诊介入治疗条件的医疗机构或者无法在就诊120分钟以内接受急诊介入治疗的患者，并要求在就诊10分钟内即开始溶栓治疗。溶栓治疗结束后，均应常规接受冠脉造影检查，明确冠脉栓塞血管情况，如提示溶栓失败或残余严重狭窄，必要时仍需要接受介入治疗。

介入治疗是通过穿刺外周动脉（最常用桡动脉或者股动脉），放入导管到达冠状动脉开口，通过导管内注射造影剂，可在X线下观察到冠状动脉的轮廓，如果存在冠状动脉局部造影剂缺损，或通过缓慢，或完全受阻，则相应提示冠脉狭窄或闭塞。如果冠脉造影证实冠脉内血流严重或完全受阻，则可通过血栓抽吸、球囊扩张以及支架植入等方式恢复冠脉的正常血流，实现心肌再灌注的治疗目的。介入治疗适应证广，疗效肯定，是心肌梗死的首选治疗方法。

溶栓治疗反应快，边远地区和基层医院均可执行，但再通率低（再通率60%~80%），出血等并发症较高，仅适用于STEMI而且无条件行介入治疗的情况。溶栓治疗后仍然要转入介入中心行介入治疗。可见介入治疗疗效更肯定，适应证更广。应该根据实际情况选用溶栓治疗和（或）介入治疗，在特定条件下无法说哪个更好。如果两种方法都可以获得，那就是：急诊介入治疗是急性心肌梗死的首选治疗方法。

已经做了溶栓治疗还需要做冠状动脉介入治疗吗？

溶栓治疗虽然能溶解冠状动脉内的新鲜血栓，使60%~80%的急性心肌梗死患者的闭塞血管实现再通，但溶栓治疗对冠状动脉本身存在的不稳定的粥样硬化斑块没有影响；而且，由于溶栓药物激活了体内的纤溶系统，可出现继发性凝血系统功能亢进；另外，血小板激活是促进冠状动脉内血栓形成的重要因素，溶栓药物并不能抑制血小板的激活。因此，在溶栓治疗实现血管再通后，冠状动脉仍可能再次闭塞。

目前国内外指南建议：急性ST段抬高型心肌梗死（STEMI）患者行溶栓治疗后，无论临床溶栓是否成功，都建议溶栓后3~24小时内行冠状动脉造影检查，根据病变情况决定是否行介入治疗。总的来说，STEMI溶栓后需要介入治疗。

什么是冠脉旁路移植术？

冠状动脉旁路移植手术，俗称冠状动脉搭桥术，是指利用患者自身的血管（内乳动脉、桡动脉或大隐静脉），建立从主动脉（或锁骨下动脉）到冠状动脉狭窄病变远端的血管通路，从而恢复心肌的血液供应。

什么类型的冠心病患者适于冠状动脉旁路移植术？

对不适合进行介入治疗，或介入治疗不成功（如慢性完全闭塞病变）的冠心病患者，部分可以采用冠状动脉旁路移植术的方法进行治疗。

什么是影响冠脉旁路移植术成功率的高危因素，应该做什么术前准备？

患者的一般情况、是否有合并疾病、心脏功能等均影响旁路手术的成功率，如高龄、女性、糖尿病、心功能不全、急性心肌梗死等均是高危因素。术前需要了解患者的其他情况，如同时合并慢性肺部疾病，有肺功能障碍、肾功能不全等应为手术高危因素。

如何选择做冠脉介入手术还是旁路移植手术？

对于稳定冠心病的血运重建治疗，冠脉介入手术和旁路移植手术均是有效的恢复冠状动脉血液供应的方法，对两种治疗方法的选择需要结合病变的性质、严重程度、患者的全身情况、对手术的耐受性以及术者的经验、患者的意向等综合考虑。如果经冠脉造影明确冠脉病变比较局限，经介入治疗容易处理且预计具有明确疗效的，一般优先选择介入治疗。对于合并糖尿病，冠脉病变弥漫复杂，旁路移植手术应作为选择，具体治疗策略需要以心内科和心外科为主的心脏治疗团队讨论决定。

支架植入术后可以做磁共振吗？

综合目前的指南，冠心病支架植入术后不影响在≤3.0 T的磁共振设备上进行检查。也就是说冠状动脉支架植入术后可以做磁共振检查。为了进一步说明心脏植入物对磁共振检查的影响，中华医学会放射学分会质量管理与安全管理学组、中华医学会放射学分会磁共振成像学组发布的《磁共振成像安全管理中国专家共识》对此进行了阐述。

首先，几乎所有市面上的冠状动脉支架产品做磁共振（MRI）都是安全的，可在≤3.0 T的MR设备上进行检查。2007年前的外周动脉支架可能存在弱磁性，但通常认为在手术6周后也可以行MRI检查。

其次，市面上几乎所有的人工心脏瓣膜和瓣膜成形环都是MRI安全的，手术后任意时间都可在≤3.0 T的MR扫描仪中进行检查。但由于不同厂家产品的差异性，还是应在MRI检查前对材料进行确认。

最后，目前心脏起搏器、ICD、植入式心血管监测仪（CM）和植入式循环记录仪（ILR）等绝大多数心脏植入式电子设备都不能与MRI兼容。不遵循产品说明随意使用设备可能会造成严重不良后果。

总之，冠状动脉支架植入术后是可以做磁共振检查的。共识也提醒放射科和心血管病专家必须熟悉每个设备的使用条件和限制，要意识到每个

MRI设备都有其独特性，不存在"通用"的安全性判别标准。不遵循产品说明随意使用设备可能会造成严重不良后果。

成功接受冠状动脉旁路移植术后还需要继续冠心病的治疗吗？

是的，还需要服用相关的药物，预防以后病变的进展和心血管事件的发生。

干细胞移植治疗冠心病的前景如何？

干细胞移植治疗目前尚处于研究阶段。从现有的研究结果看，干细胞治疗在改善心肌梗死后的心功能方面显示出前景，可能为心功能的恢复带来全新的治疗途径。但其作用机制、最佳的移植时间、最佳的细胞类型和细胞量、长期结果以及是否可用于其他心衰患者等诸多问题还有待进一步的研究。

中医学对心绞痛是如何辨证施治的？

中医学对于冠心病的治疗多在调补人体阴阳气血的基础上兼顾祛邪，在扶正的基础上采用辛阳温通、芳香开窍、豁痰通络、活血化瘀等中药治疗。临床辨证施治首先要辨证分清患者的虚实、标本，之后再根据患者发病的急与缓，灵活施治。一般发作期多以标实为主，缓解期多以本虚为主。发病急者，当先治其标，或温阳散寒，或豁痰通络，或活血化瘀，或开窍救急等；发病缓者，先治其本或标本同治，或补中有通，或通中寓补，或通补兼施。根据患者的标本缓急，权衡轻重用药。

对于心绞痛的辨证施治，由于患者体质类型、疾病的轻重程度、临床表现等不同，不同学者有不同的认识和侧重，辨证分型及施治方药等方面也不尽相同。临床可以参考中华中医药学会内科分会心病学术专业委员会关于心绞痛的分型和诊治，具体如下：

心绞痛分成6型。①心气亏虚。主症：隐痛阵作，气短乏力，神疲自汗。兼症：面色少华，纳差脘胀。苔薄白，质淡，脉沉细或代促。②心阴不足。主症：隐痛忧思，五心烦热，口干梦多。兼症：眩晕耳鸣，惊惕潮热。苔净或少苔或苔薄黄，舌质红，脉细数或代促。③心阳不振。主症：闷痛时作，形寒心惕，面白肢凉。兼症：精神倦怠，汗多肿胀。苔薄白，质淡胖，脉沉细弱或沉迟或结代，甚则脉微欲绝。④痰浊闭塞。主症：闷痛痞满，口黏乏味，纳呆脘胀。兼症：头身困重，恶心呕吐，痰多体胖。苔腻或黄或白滑，脉滑或数。⑤心血瘀阻。主症：刺痛固定，面晦唇青，怔忡不宁。兼症：爪甲发青，发枯肤糙。舌质紫黯或见紫斑或舌下脉络紫胀，脉涩或结代。⑥寒凝气滞。主症：遇寒则痛，彻背掣肩，手足欠温。兼症：胁胀急躁，畏寒口淡。苔白质淡，脉沉迟或弦紧或代促。

根据上述证型和表现，推荐治则和方药如下：①心气亏虚证。补益心气，和络止痛。归脾汤为主方加减。药用人参、生黄芪、茯苓、陈皮、当归、炒白术、木香、丹参等。②心阴不足证。滋养心阴，活络止痛。天王补心丹为主方加减。药用麦冬、生地黄、当归、赤白芍、炒枣仁、黄精、北沙参、三七粉（冲）等。③心阳不振证。温阳宣痹，通络止痛。炙甘草汤、瓜蒌薤白白酒汤为主方加减。药用人参、桂枝、炙甘草、鹿角霜、全瓜蒌、薤白、阿胶（烊化、延胡索等）。④痰浊闭塞证。祛痰开窍，通络止痛。黄连温胆汤为主方加减。药用竹茹、枳壳、茯苓、陈皮、黄连、菖蒲、郁金、莱菔子等。⑤心血瘀阻证。活血化瘀，通络止痛。通窍活血汤、失笑散为主方加减。药用川芎、赤芍、桃仁、红花、蒲黄、川楝子、延胡索、水蛭等。⑥寒凝气滞证。散寒理气，温络止痛。枳实薤白桂枝汤、乌头赤石脂丸为主方加减。药用制附片、桂枝、枳壳、薤白、川楝子、干姜、细辛、川芎等。

上述辨证分型施治仅供参考，因为临床单纯某一证型者甚少，往往多种证型并见，虚实错杂，因此要根据具体情况遣方选药。目前中医药治疗冠心病方法很多，但都没有大样本的循证医学证据。

中医学对急性心肌梗死是如何辨证施治的？

急性心肌梗死是心肌的急性缺血性坏死，是心绞痛基础上疾病的进一步发展和加重，因此中医对于急性心肌梗死的辨证施治可以参考心绞痛。由于急性心肌梗死发病急骤、病情凶险，因此在辨证施治上又有别于一般心绞痛。

首先，急性心肌梗死都处于发病的急性期，因此往往以"标实"为主要病机特点，因此"急则治其标"是基本的治疗原则，在治疗上多采用芳香开窍，温阳逐寒，豁痰通络，活血化瘀、止痛等逐邪之法。待病情缓解后再考虑标本同治。

其次，急性心肌梗死往往出现一些危重的并发症或继发症，要首先予以及时治疗，对这些并发症或继发症的处理直接关系到疾病的转归和预后。比如，出现急性心力衰竭者，要予益气助阳、利水，可选用回阳救逆汤、真武汤等加减治疗。如果出现休克（厥脱证），急宜回阳固脱，宜选用独参汤、参附注射液、生脉注射液等回阳救逆。

由于急性心肌梗死病情凶险，死亡率较高，所以在急性期一般不宜单独中医药治疗，往往需要在西医学急救措施的基础上配合中医药治疗。

中医学治疗冠心病的常用方法有哪些？

中医学认为冠心病是在脏腑功能失调、气血阴阳虚损的基础上，阴寒侵袭，或生痰成瘀等导致心脉闭阻所致。其病机特点为本虚标实，本虚分气虚、血虚、阴虚和阳虚，标实则有气、痰、瘀、寒等的不同，其中本虚以气虚最为突出，标实则以血瘀为主。针对本虚，主要有益气、养阴、温阳等治疗方法。针对标实，有理气、化痰、活血化瘀、散寒通络等治法。

（1）益气法　血在脉中的循行由心气所主，而脾胃为后天之本，气血生化的源泉，所以冠心病患者之气虚，多见心脾两虚，所用药物多以健脾养心为主。这是冠心病扶正法中最常用的治法。

（2）养阴法　阴血亏虚也是冠心病发生的重要基础。血属阴质，血虚往往会与阴虚共现，养血往往寓于补阴当中。

（3）温阳法　多见于平素虚寒体质的患者，在一定诱因的作用下，阴寒之邪易于侵袭此类患者，闭阻心脉，引起冠心病心绞痛，此时急宜温阳散寒通络。

（4）理气法　冠心病心绞痛的发生很大程度上是由于"不通则痛"，"不通"意味着郁结、闭阻，不论血瘀、痰阻，都能引起心气不通，因此理气实为冠心病治疗的必用之法。

（5）活血化瘀法　冠心病主要由于冠状动脉粥样硬化，供血障碍所致，患者表现为胸骨后或心前区固定作痛，舌质紫黯或有瘀斑、瘀点，这是中医血瘀证的表现。应用活血化瘀药治疗冠心病既符合中医理论，又与西医学吻合。这是针对标实治疗的最基本治疗方法。

（6）化痰通络法　对于体格肥胖等痰湿体质的患者，其冠心病的发生中，痰湿阻滞是重要的致病因素，在活血化瘀的基础上配合化痰通络药物，往往能起到比较好的效果。

上述治法是治疗冠心病常用的法则，由于冠心病的病因病机比较复杂，临床多是数种证型混杂，因此治疗也需要采用多种治则和方药联合应用。

在用药方法上，亦多种多样，如汤剂、片剂、颗粒剂、丸剂、胶囊剂等可以口服给药；中药注射剂可以静脉给药，这改变了中医传统的给药方式，为中医急症提供了新的给药途径；一些气雾剂、挥发油制剂或汤剂超声雾化吸入等属于气道给药法；中药膏药贴敷疗法、电频交流电穴位导入药物疗法等，则属于中药透皮给药疗法。除上述内科疗法外，体针、耳针、刺络、艾灸、电针、拔罐、刮痧、气功、推拿等疗法也在冠心病患者的防治中有一定的应用。

常用于治疗冠心病的中药有哪些，其药理作用如何？

冠心病病机多属本虚标实之证，在治疗上宜根据患者具体情况（即标本缓急等差异），采用补虚和祛邪的方法辨证施治。常用补益类药物有益气药、补血药、养阴药、温阳（逐寒）药等，常用祛邪药有行气药、活血药、化痰药、通络药等。临床上既可配伍应用汤剂治疗，又可选用中成药治疗。

临床常见口服类中成药有：丹参片、复方丹参片、复方丹参滴丸、心血康胶囊、麝香保心丸、速效救心丸、脑心通胶囊、通心络胶囊、银杏叶类制剂、生脉口服液、归脾合剂、肾气丸、右归丸等等。

常见静脉用药有：丹参注射液、红花注射液、川芎嗪注射液、三七总皂苷注射液、灯盏花素注射液、复方丹参注射液、脉络宁注射液、丹红注射液、疏血通注射液、黄芪注射液、生脉注射液、葛根素注射液、刺五加注射液等。

不论汤剂，还是中成药，它们均含有活血化瘀成分，具有降低血液黏度、改善血液流变学指标，抑制血小板聚集，抑制血栓形成；扩张冠状动脉，增加冠状动脉血流量；减少氧自由基，提高细胞内抗氧化酶活化，保护血管内皮细胞；调节脂质代谢，改善冠状动脉粥样硬化；调节心肌代谢，降低心肌耗氧量等多途径、多环节的综合作用。以补益作用为主的中药或中成药往往能改善患者体质，调节机体免疫力，长期应用亦有助于防治冠心病。

由于中成药具有简便、经济、有效、安全等因素，非常受患者欢迎。上述所列药物仅为常见的代表性药物，还远远不能涵盖临床上所用的中成药。应用于冠心病的中成药种类及数量十分丰富，由于其药物组成各异，功效及主治亦有所不同，其作用途径、作用环节、疗程等也有差异，再加上此类中成药往往需要长期应用，因此要在医生指导下选用。目前中医药治疗冠心病方法很多，但都没有大样本的循证医学证据，其安全性和有效性需要进一步验证。

如何矫正A型行为？

冲动反应（AIAI反应）是构成A型行为发生高血压、冠心病的诱发因素，矫正A型行为不是把A型行为矫正成B型行为，否则社会的迅速发展将缺少了重要的原动力。矫正A型行为主要为防止AIAI反应的训练。

（1）针对"匆忙症"的训练　每天记录自己的匆忙事例，检查发生匆忙的原因，每周小结1次，制定改进措施；不要随便打断他人的发言，发生1次，道歉1次，记录1次；放弃同时思考多个问题，或同时完成几件事的习惯；为避免匆忙做出冲动反应，可以让舌头在嘴里转20~30个圈后再发言，这样就会冷静多了。

（2）针对"好胜心过强"的训练　要学会对帮助过自己的人说感激的话，说话时正对其面部，以示诚心诚意；训练自己每日对镜微笑，向所有认识的人微笑，开始时会很不自然，一直训练到较自然的微笑；经常与孩子做游戏或比赛，做到输了不感到别扭；当发生分歧，并可能是自己有错时，应有勇气认错；驾车不闯黄灯，一旦闯了黄灯，必须重新兜回原路，罚自己绿灯通过。

经过系统训练后，具有A型行为的心血管疾病患者，75%可以完成其控制AIAI反应的转变，发生心脑猝死的概率可减少1/3左右。

怎样选用药物治疗A型性格伴焦虑和抑郁？

A型性格因为容易激动，所以体内儿茶酚胺、去甲肾上腺素等激素分泌增多；同时由于压力大，所以60%以上的高血压患者同时伴有焦虑，约有30%的患者伴抑郁。对A型性格伴焦虑或抑郁的患者，如果仅仅用降压药治疗，疗效往往不明显。如果根据症状合并运用抗焦虑或抑郁药治疗，往往能取得较满意的疗效。

抗焦虑药物能增加降压药物的疗效。杨教授曾将78例原发性高血压患者随机分成3组，第一组24例，经检测无焦虑症，给予贝那普利（洛汀新）10mg/d，8周，近期的降压有效率83%；第二组24例，经检测有焦虑症，给予相同剂量和疗程的贝那普利后，有效率为58%；第三组30例，经检测有焦虑症，在给予相同剂量和疗程的贝那普利后，加用抗焦虑药物黛力新，结果降压有效率增至87%。提示抗焦虑药物可增加降压疗效。

心理障碍（焦虑或抑郁等）的药物治疗，理想的药物应符合以下要求：①不引起过度镇静作用，白天不嗜睡，不影响工作和生活；②不影响肝肾功能，不易成瘾；③不影响认知和记忆功能；④产生松弛效应，但不引起共济失调；⑤适宜长期治疗，依从性好；⑥服用方法简便，不良反应少，价格相对低廉。常用药物：三环与四环类（马普替林和氯米帕明等）、复方制剂（黛力新等）、选择性5-羟色胺再摄取抑制剂（氟西汀、舍曲林等）和新型制剂（夕法拉辛、瑞美隆等）。

友善提醒：原发性高血压是终身性疾病，需终身服药，但良好的心情是必不可少的。人的一生难免有喜怒哀乐、生离死别。高血压患者更要心胸开阔，心境安静。良好的情绪要靠自己主动寻求，碰到一些不愉快的小事，要拿得起、放得下。要有"三乐"思想：知足常乐、助人为乐、自得其乐。这是治疗高血压最好的药物之一。

预防保健篇

◆ 为什么要强调冠心病的预防，其意义在哪里？

◆ 什么是冠心病的一级预防，包括哪些内容？

◆ 什么是冠心病的二级预防？

◆ 什么是冠心病二级预防中的ABCDE？

◆ 少年儿童会得动脉粥样硬化吗？

◆ ……

为什么要强调冠心病的预防，其意义在哪里？

自20世纪50~60年代以来，我国心血管病死亡率一直呈上升趋势，特别是2000年以后上升很快，其中35~55岁的中青年男性的冠心病死亡率增加最快。因此，冠心病的预防和诊治已成为国家的重点课题之一。

首先，预防冠心病，可以大大减少心脏性猝死。猝死占总死亡人数的15%~32%，其中心脏性猝死（SCD）占60%~70%，SCD的主要原因是冠心病及其并发症，约占75%。SCD常发生于院外或急诊室，成活率低，仅1%~20%，而且死亡发生的时间和方式不可预知，因此加强冠心病的预防显得尤为重要。从某种意义上说，预防冠心病，就是预防猝死，就是延年益寿！其次，预防冠心病的本质是抗动脉粥样硬化。冠状动脉粥样硬化有多种易患因素，如年龄、高血压、高血脂、高血糖、超体重、吸烟以及遗传因素等，其中年龄和遗传因素是无法改变的，而其他易患因素是可以改变的，这样未病先防意义就更大了。再次，预防冠心病，可以提高生活质量。冠心病严重限制了患者的生活空间，疾病的折磨对人身体生理和心理都是一种摧残，严重影响生活质量。最后，做好冠心病的防治，不但可以为个人家庭和国家节约开支，而且还能为家庭和社会创造更多财富。没有了冠心病，冠心病的医疗开支就节约下来了；没有了冠心病，拥有强健的身体，就能为家庭和社会创造更大价值。

总之，预防冠心病，于个人、于家庭、于社会都是有百利而无一害的大好事。让我们大家携起手来，一起行动吧——将冠心病拒之于身外！

什么是冠心病的一级预防，包括哪些内容？

冠心病的一级预防是指对没有发生冠心病的人群，对冠心病的危险因素进行干预，目的是防止动脉粥样硬化的发生和发展。对多种危险因素的综合控制是它的核心内容。目前公认冠心病危险因素包括：40岁以上的中老年人、吸烟（现吸烟>10支/日）、高血压、高血脂、重度肥胖（超重

>30%）、糖尿病、闭经后女性、有早患冠心病的家族史、有明确的脑血管或周围血管阻塞的既往史。其中，高血压、高胆固醇、吸烟及糖尿病被认为是冠心病最主要的4个危险因素。

预防冠心病可采用针对全人群和高危人群两种预防策略。前者是通过改变全社会与冠心病危险因素有关的生活行为习惯和相关因素，以期降低人群中的冠心病危险；后者是针对具有高度危险因素的人群进行预防，这是预防冠心病的重点对象，针对有1个或1个以上公认的与冠心病有明确因果关系的危险因素进行积极防治，可以有效地减少冠心病的发生。除性别、年龄和家族史外，其他危险因素都可以干预和控制。一级预防就是要控制好这些危险因素：

（1）远离烟草　烟草的烟雾中含有一氧化碳，能够促使动脉粥样硬化发生，吸烟可诱发冠状动脉痉挛、血小板聚集，减低冠状动脉及侧支循环的储备能力，这些可使冠状动脉病变加重，容易诱发心肌梗死。被动吸烟同样可以增加冠心病的发病率，因此在生活和工作中，不仅要戒烟，还要尽量远离烟雾环境。

（2）控制血压　高血压是冠心病的重要危险因素，所以在青少年时期就应注意预防高血压，尤其是那些有高血压家族史的。

（3）控制体重　超重和肥胖是冠心病的危险因素，腹型肥胖者有较大的发生冠心病的危险。标准体重（kg）＝身高（cm）－105（或110）：30岁以上＞标准体重15%为过重；30岁以下＞标准体重10%为过重，＞标准体重20%为肥胖。我国成人的肥胖诊断标准是体重指数［体重（kg）/身高的平方（m^2）］：18.5~23.9kg/m^2为正常范围，24.0~27.9kg/m^2为超重，≥28.0kg/m^2为肥胖。我们的控制目标是体重指数18.5~24.9kg/m^2，也可以根据腰围来控制肥胖，男性要求腰围<90cm，女性<85cm。

（4）适当运动　研究发现缺少运动的人得冠心病的概率比健康者高出2倍，每天参加一定量的体力活动或体育运动，不仅可以增加能量消耗，调整身体的能量平衡，防止肥胖，而且可以增强心肌收缩力，降低血管紧张度，使冠状动脉扩张，血压下降，也可使血甘油三酯及血液黏稠度下降。

这些对预防冠心病及高血压病都十分有利。

（5）管住嘴　控制饮食对防治冠心病有重要意义，是一级预防的主要内容。①多吃新鲜水果、蔬菜和低脂乳制品。蔬菜和水果富含维生素 C、β 胡萝卜素、叶酸及其他一些抗氧化物质，对心血管系统有保护作用。蔬菜和水果中所含的果胶类物质可有效结合胆固醇及脂肪，并将其排出体外，这对于防止动脉粥样硬化与冠心病具有重要意义。②多食豆制品。研究证明，饮食中用大豆制品代替肉类与乳制品，3 周之后，血液中总胆固醇下降21%，高密度脂蛋白胆固醇升高15%，同时甘油三酯也相应下降，使动脉血管与心脏得到有效保护。③每天适量进食一些坚果，如核桃、杏仁、榛子、花生、松子仁等可以预防心脏病。因为坚果富含抗氧化剂及单不饱和脂肪酸，可以降低血液中的总胆固醇，抑制低密度脂蛋白胆固醇的氧化过程。坚果大都富含维生素 E，它能使老化的动脉血管重现活力。④食用油尽量用花生油、棉籽油、豆油、菜籽油、玉米油、橄榄油等植物性油类。⑤经常食用鱼类食品。海鱼，尤其是沙丁鱼、大马哈鱼、金枪鱼、鲈鱼、鲟鱼等富含 ω－3 脂肪酸，这种特殊的脂肪酸可以使高密度脂蛋白胆固醇升高，使甘油三酯降低。它还能改善心肌功能，防治冠心病。⑥少吃或禁吃高脂食物。如肥猪肉、肥羊肉、肥鹅、肥鸭、剁碎的肉馅；高胆固醇食物，如猪皮、猪爪、带皮蹄髈、肝、肾、肺、脑、鱼子、蟹黄、全脂奶油、腊肠；含高热量及高糖类的食物，如冰淇淋、巧克力、蔗糖、油酥甜点心、蜂蜜、各种水果糖等。⑦尽量不饮酒。虽然有每天饮用30g 以下，可以扩张心脏血管，改善血液循环，减少冠心病发病率，特别是红葡萄酒更有益的报道。但不推荐饮酒预防冠心病。

（6）控制血脂　血脂异常是冠心病的主要危险因素，血脂异常是指总胆固醇、低密度脂蛋白胆固醇及甘油三酯升高，以及高密度脂蛋白胆固醇降低，无论哪项异常都伴有冠心病发病率和死亡率的增加。

（7）防治糖尿病　糖尿病会使患冠心病的危险增加，而且与冠心病的严重程度有关。因为糖尿病对全身的血管都有破坏作用，糖尿病患者处于冠心病的高度威胁之中。

（8）稳定情绪　情绪变化在冠心病发病中具有非常重要的作用。乐观、稳定的情绪与心态不仅是预防冠心病的重要因素，也是实现长寿的关键和秘诀。A型性格的人宜有针对性地采用心理调整、气功、太极拳等方法加以调整。

（9）改善饮用水的水质　冠心病与饮水有着密切的关系，水分为软水和硬水，含有钙、镁离子多的水为硬水。研究发现，水质硬度低的软水地区居民的冠心病发病率和死亡率明显高于硬水地区。人们应该根据自己居住地区水质的特点，采取适当的措施和有效的办法，软水地区需补充钙、镁等矿物质，以预防和减少冠心病的发生。

什么是冠心病的二级预防？

冠心病的二级预防是指对已患有冠心病的患者，应积极治疗，防止病变发展并争取其逆转。一旦确诊了冠心病，就进入了冠心病的二级预防，即强化预防的关键时期。它包括对患者及其家属的卫生教育，对动脉粥样硬化危险因素采取针对性措施，防止冠状动脉病变进展，药物或手术防治心肌缺血、左室功能不全或严重心律失常，对再梗死或猝死高危险者尽量控制易患因素。简单地说，就是在冠心病一级预防的基础上加用药物治疗。生活起居、饮食运动等同一级预防。药物治疗包括：①抗血小板制剂，抑制血管内血栓形成，如阿司匹林、噻氯匹定、氯吡格雷等。②β受体阻滞剂，改善心肌供血，降低死亡率，如美托洛尔（倍他乐克）、比索洛尔（康可、康忻）等。③血管紧张素转换酶抑制剂或血管紧张素受体拮抗剂，通过阻断肾素－血管紧张素－醛固酮系统，防止心室重构，对心肌梗死患者有良好的近期和远期疗效，如卡托普利（开搏通）、缬沙坦等。④调脂药物，如他汀类，主要通过降低血脂中的低密度脂蛋白，稳定病变冠状动脉内已形成的斑块，预防应激诱发的斑块破裂，减少急性冠脉事件，降低冠心病死亡率，是冠心病治疗的基础用药。⑤硝酸酯类药物，该类药物虽然不能有效减少急性心肌梗死患者的死亡率，但可有效缓解心绞痛症状和发作频次。⑥抗凝药，主要作用于凝血因子，抑制血栓形成。用于急性冠脉综合征和冠脉介入诊疗，如肝素和低分子肝素。⑦溶解血栓药物，如重组组织型纤溶酶原激活物、尿激酶、链激酶等，对急性ST段抬高型心肌梗死患者通过溶解冠脉内已形成的血栓，开通血管，恢复血流灌注，挽救濒死心肌。⑧钙拮抗剂，不是冠心病治疗的首选药。β受体阻滞剂和硝酸酯类药物不能缓解症状时，可用长效或缓释硝苯地平和维拉帕米、地尔硫草。⑨中医中药，以活血（常用丹参、红花、川芎、蒲黄、郁金等）和化瘀（常用苏合香丸、苏冰滴丸、宽胸丸、保心丸、麝香保心丸等）最为常用。

什么是冠心病二级预防中的ABCDE？

冠心病二级预防有3个"ABCDE"分别用英文的第一个字母代表不同的治疗措施。

（1）第一个ABCDE　A：阿司匹林（aspirin）；B：β受体阻滞剂（β-blocker）；C：降胆固醇（cholesterol-lowering）；D：合理饮食（diet）；E：运动（exercise）。

（2）第二个ABCDE　A：血管紧张素转换酶抑制剂（ACEI）或血管紧张素受体拮抗剂（ARB）；B：控制血压（blood pressure control）；C：戒烟（cigarette quitting）；D：控制糖尿病（diabetes control）；E：教育（education）。

（3）第三个ABCDE A：血管紧张素受体拮抗剂（ARB）；B：体重指数控制（BMI control），即保持合适的体重；C：中医药（Chinese medicine）；D：复合维生素（decavitamin）；E：情绪（emotion）。

第一个和第二个ABCDE方案实际上是冠心病的标准治疗，具有循证医学证据，被多个国际诊疗指南推荐，每个冠心病患者都应执行。至于第三个ABCDE方案具有中国特色，并没有得到国际公认，而且国际上并不主张补充维生素来防治冠心病。总之，中医药和复合维生素不是冠心病的标准治疗。

少年儿童会得动脉粥样硬化吗？

　　冠心病多发生于40岁以上的中老年人，因此，人们往往产生一种表象认识，似乎40岁以后人们才开始发生动脉粥样硬化，其实不然。一项最新研究证实，动脉粥样硬化往往始发自少儿期，并随着年龄的增长逐渐加重。"八五"期间，中国医学科学院阜外心血管病医院等单位的科研人员选取327例15~39岁北京、南京、宁波渔区居民非正常死亡者的新鲜心脏标本，进行研究发现，动脉粥样硬化病变总检出率达68.3%。北京属动脉粥样硬化高发区，北京人最早在20岁即出现冠状动脉内膜增厚、管腔狭窄、血管老化等症状，而低发区晚5~10年，这可能与饮食结构有关。高危人群动脉粥样硬化病变比普通同龄人高出1倍，且集中在20~30岁。由此看来，少年儿童同样可得动脉粥样硬化。因此，从少年儿童开始就应该建立健康的生活方式，加强血管保护，预防动脉粥样硬化。

如何从儿童期开始预防冠心病的发生？

　　动脉粥样硬化的发生往往开始于儿童及青少年期。从小预防动脉粥样硬化，才能有效降低其发病率。儿童容易患动脉粥样硬化的重要原因是不良的饮食与生活习惯，以及发生在儿童期的高血脂、高血压和肥胖等疾病。因而防治动脉粥样硬化需要通过几方面来完成。①饮食的量与质要适宜。合理分配一日三餐的热量，早餐占全天总热量的25%~30%，午餐占30%~40%，晚餐占30%~40%。避免早餐吃得太少，而午餐又吃得过多，形成饥饱不定，造成机体营养分配不均，容易发生营养不良或者过剩。肥胖极易促使体内脂肪积聚，引发或加重动脉粥样硬化。鼓励孩子多吃新鲜蔬菜和水果，少吃甜食、油腻食物和零食，以减少胆固醇及饱和脂肪酸的摄入十分重要。②养成良好的生活习惯。生活要规律，督促儿童和青少年养成按时就餐、起居的习惯，不要吸烟与饮酒。爱睡懒觉的孩子容易发胖，长时间在电视或电脑旁静坐容易形成儿童高胆固醇血症，要鼓励孩子多进行体育运动，这对降低血脂，预防高血压和改善动脉粥样硬化十分有效。③防治儿童期肥胖。肥胖的儿童易患高脂血症、高血压和动脉粥样硬化。因此家长要定期为孩子测量体重、血压和血脂，一旦超重就要适当限制食量，并引导孩子在吃饭时做到细嚼慢咽，避免因进食速度过快而吃得过多，促使体重上升。

如何早期发现冠心病？

21世纪我国面临心血管疾病的挑战，能否扼制危害人类健康的"第一杀手"，关键在于早发现、早预防、早治疗。40岁年龄阶段的人，在日常生活中，如果出现下列情况，要及时就医，以尽早发现冠心病。①劳累或精神紧张时出现胸骨后或心前区闷痛，或紧缩样疼痛，并向左肩、左上臂放射，持续时间是数秒或数分钟，休息后自行缓解。②体力活动时出现胸闷、心悸、气短，休息时自行缓解。③出现与运动有关的头痛、牙痛、腿痛等。④饱餐、寒冷或精神紧张时出现胸痛、心慌。⑤夜晚睡眠枕头低时，胸闷憋气，高枕卧位时舒适；熟睡或白天平卧时突然胸痛、心悸、呼吸困难，需立即坐起或站立方能缓解。⑥性生活或用力排便时出现心慌、胸闷、气急或胸痛不适。⑦听到噪声便感到心慌、胸闷。⑧反复出现脉搏不齐，不明原因心跳过速或过缓。为尽早发现冠心病，40岁以上的人应定期进行相关体检。如果检查结果不正常或有其他的易患冠心病的危险因素，应该每年进行1次体检，包括血压、血糖、血脂和心电图检查，必要时行平板运动试验和多层螺旋CT冠状动脉成像等检查。不过冠状动脉造影检查才是诊断冠心病最准确的方法。

硝酸甘油是否可以作为预防性用药？

硝酸甘油是目前临床应用最广泛、最有效的短效抗心绞痛药物，适用于急性发作的患者。它可缓解各类心绞痛，如劳累诱发的典型心绞痛，冠状动脉痉挛引起的变异型心绞痛以及不稳定型心绞痛等，舌下含服硝酸甘油1分钟后即可起效。硝酸甘油不一定必须在心绞痛发作时用，在特殊情况下也可用于预防。如精神遭受意外强烈刺激时，或过于疲劳时，都可以舌下含服1片，以预防心绞痛发作。

小剂量阿司匹林可以预防冠心病吗？

阿司匹林应用已有百余年历史，但直至20世纪60年代后期，阿司匹林抑制血小板聚集的特性才被发现，这一特性在心脑血管疾病的预防中具有重要意义，且治疗费用低廉。20世纪80年代以来，各种研究证实，阿司匹林治疗急性心肌梗死、稳定型和不稳定型心绞痛、心脏搭桥术等都获得益处。如今，小剂量阿司匹林（50~150mg/d）已成为适用于大多数心血管疾病的药物，在心血管疾病的预防中起重要作用，而且就目前看来比较安全。2007年美国一项长达24年随访研究结果显示，阿司匹林长期使用，可使全因死亡风险降低25%，心血管死亡、冠心病死亡和卒中死亡风险降低38%，说明长期应用阿司匹林，持续获益。1988~2005年进行的7项阿司匹林用于一级预防的研究显示，阿司匹林可以使健康男性和女性、高血压和糖尿病患者的心脑血管事件发生率下降。因此，各国权威指南对抗血小板治疗药物有明确定位，阿司匹林是防治心脑血管疾病的基石，适用于所有动脉粥样硬化疾病（一级预防、二级预防、急性期治疗）；氯吡格雷用于二级预防中阿司匹林禁忌时的替代治疗。一般来说，冠心病需要终身服用阿司匹林，如果没有胃肠道疾病，最好是每天坚持服用小剂量的阿司匹林。如果对血小板的聚集出现了耐受作用，停药2周左右再服用也可以。

老年人怎样科学安排一天的生活以预防冠心病？

目前，我国冠心病发病率越来越高，尤其是老年人。在生活节奏越来越快的今天，老年人应该怎样制定适合自己的生活方式，以预防冠心病呢？在此，做一个简单的概括，供广大老年朋友参考：①起床宜缓不宜急，应先慢慢起来，稍坐一会儿，再缓缓地下床、穿衣，使身体的功能逐步适应日常活动。如操之过急，可引起心率和血压较大的波动。②洗漱宜用温水，尤其是冬季。骤然的冷水刺激可致血管收缩而使血压升高。寒冷刺激也易诱发心绞痛。③饮杯白开水。清晨初起，血液黏稠度增高，是脑血管意外的诱发因素。晨起即饮1杯白开水，或喝杯热牛奶、热豆浆，可稀释血液，又可使血液中的代谢废物尽快排出体外。同时保证一天饮用3杯白开水。④晨练。生命在于运动，适当锻炼可改善机体状态，但老年人锻炼的项目宜柔和，如太极拳、保健操、散步、慢跑等，时间长短以不引起过度疲劳为宜。运动强度为每分钟心率不超过120~130次。⑤一日三餐原则是宜清淡，优质蛋白不可少。蛋白质的摄入量每日每千克体重不少于1g（可从瘦肉、鱼类、鸡蛋、牛奶和豆类食品中获取）。多吃植物油和新鲜蔬菜，少吃动物脂肪。饭菜做得可口、软烂一些，以便消化吸收。适当限制食盐摄入量。少吃或不吃油炸、生冷食品。血脂高、偏胖者，还应适当限制高脂肪和高热量食物。⑥一日三餐的分配和健康人一样，早餐要吃好，午餐要吃饱，晚餐要吃少，切不可暴饮暴食；同时应特别注意进餐的气氛，要吃得轻松，吃得愉快。⑦上街。尽量不去过度拥挤和嘈杂的地方，因其可致血压升高，心率加快。如距离不远，最好缓缓步行，时间安排妥当，避免急促，以免血压骤升。⑧午休。每天午饭后保证半小时午休有助于血压保持稳定。⑨大小便。排便时切忌急于排空而用力屏气，用力过猛可使血压骤升而诱发意外。患者应学会排便时的自我放松，轻轻用力。便后不要骤然站起。⑩夜间睡眠。保持良好的睡眠习惯，尽量保证凌晨0~4点之间的睡眠，对于预防冠心病的发生尤其重要。

结合我国国情，怎样从饮食方面进行冠心病的预防？

我国以往主食主要为含粗纤维的谷类、豆类，但随着生活水平的提高，人们饮食习惯也开始多元化。目前中国人常用膳食中，还是较为缺乏一些维生素、微量元素，尤其是钙等；喜食较咸的菜式；秋冬季节喜食咸菜，进食新鲜蔬菜明显减少。因此结合中国人饮食习惯和目前经济条件，为了预防冠心病，我们饮食应注意：①继续保持多食谷类等粗纤维食物的饮食习惯，控制胆固醇摄入量，适当食用豆类食物，以保证蛋白的摄入，同时补充一些动物蛋白。少吃或不吃蔗糖或葡萄糖等简单的糖类。少食或者不食动物脂肪、动物内脏等。②多食用新鲜水果和蔬菜，补充维生素和微量元素。③限制钠盐的摄入量，尽量使每天钠盐的摄入量为3~5g左右。④可适当地饮茶。饮茶是中国人的传统，现在科学证实，茶有抗动脉粥样硬化作用，尤其是绿茶，因此可保持适当饮茶的习惯。⑤少量饮酒。少量饮酒，最好选用葡萄酒，约25g酒精/周，能发挥抗氧化、降血脂等作用。

哪些食物可以降血脂？

高脂血症是指高胆固醇、高甘油三酯、极低密度脂蛋白胆固醇增高和高密度脂蛋白胆固醇降低的脂蛋白代谢异常性疾病。高脂血症是动脉粥样硬化、高血压、冠心病、糖尿病的危险因素，严重威胁着人类身体健康。高脂血症是一个长期的过程，饮食治疗及保健是治疗高脂血症的关键，必要时辅以药物治疗。如果能够长期坚持饮食治疗，往往会收到意想不到的降脂效果。具有降血脂作用的食物很多，下面介绍几种：①玉米：其含有丰富的钙、镁、硒等物质以及卵磷脂、亚油酸、维生素E，有降低血清胆固醇的作用。②燕麦：其含有极丰富的亚油酸，占全部不饱和脂肪酸的35%~52%；维生素E含量也很丰富，而且燕麦中含有皂苷素，有降低血浆胆固醇浓度的作用。③牛奶：其含有羟基、甲基戊二酸，能抑制人体内胆固醇合成酶的活性，从而抑制胆固醇的合成，降低血中胆固醇的含量。此外，牛奶中含有较多的钙，也可降低人体对胆固醇的吸收。④洋葱：其降血脂效能与其所含的烯丙基二硫化物及少量硫氨基酸有关。这些物质属于苷，除降血脂外还可预防动脉粥样硬化，对动脉血管有保护作用。还含前列腺素A，有舒张血管，降低血压的功能。⑤大蒜：大蒜的降脂效能与大蒜内所含物质蒜素有关。大蒜的这一有效成分有抗菌、抗肿瘤特性，能预防动脉粥样硬化，降低血糖和血脂等。⑥杏仁：杏仁不含胆固醇，仅含7%的饱和脂肪酸。高血脂患者每天吃30g杏仁，可替代含高饱和脂肪酸的食品。⑦菊花：有降低血脂功效和较平稳的降血压作用。在绿茶中掺杂一点菊花，对心血管有很好保健作用。⑧鸡蛋：鸡蛋含有卵磷脂，能使人体血中胆固醇和脂肪保持悬浮状态而不在血管壁沉积，从而有效降低血脂水平。建议每周不超过3~5个鸡蛋，特别是高血脂的患者，因为鸡蛋中还含有大量的胆固醇。⑨大豆：含有丰富的不饱和脂肪酸，维生素E和磷脂。高胆固醇患者每天食用大豆蛋白质60~100g，具有较好的降脂效果。⑩凉拌芹菜：取芹菜梗200g，海带100g，黑木耳50g，先将黑木耳和海带用水洗净切丝，用沸水焯熟，嫩芹菜梗切3cm长，沸水稍煮捞起。冷却后加调料拌和，对高血脂、高血压有辅助治疗作用。

肥胖需要治疗吗，怎样科学地减肥和控制体重？

防止冠心病的发生，应有效地控制体重。大量的流行病学资料表明，肥胖有增加冠心病发病的趋势。但控制体重必须采取科学的态度和方法。盲目过度地控制饮食，通过极低的热量摄入或完全饥饿以达到迅速减重的方法，是不可取的。它不仅不能起到防病治病的效果，反而会造成过大的精神负担、营养不良、抵抗力下降而导致其他疾病。

减肥首先要弄清发胖的原因。人为什么会发胖？就一个根本原因：输入>消耗。你吃得太多，身体不需要那么多营养，就把它变成脂肪积存起来了。要使自己不发胖，必须保持做到：每天摄取的热量＝身体消耗的热量。要使自己减肥，就必须做到：每天消耗的热量>摄取的热量。这就是减肥的原理。

（1）培养良好的饮食习惯　合理的膳食结构，并不是说吃得越少越好，而是指在满足机体需要的情况下，避免摄入过多热量。每人每天热量的正常需要量为：轻体力劳动者125.6kJ/千克体重（30kcal/千克体重）；中等体力劳动或脑力劳动者146.5~167.5kJ/千克体重（35~40kcal/千克体重）；重体力劳动者188.4~293.1kJ/千克体重（45~70kcal/千克体重）。计算能量消耗时，还应考虑年龄修正值，从35岁起，每增加10岁每天饮食应减少418.6kJ（100kcal）热量。根据世界卫生组织的资料，在20~30岁时，人的热量需要量最高，如以此值为100%，那么，51~60岁时应降至80%，61~70岁时应降至70%，70岁以后应降至60%。当已有明显肥胖时，饮食热量应较正常量小30%~50%。除热量摄入总量要控制外，饮食的成分结构也需合理调整，使蛋白质、脂肪和糖类比例平衡。总热量的10%~15%应来自蛋白质，其中一半应该是动物蛋白；15%~30%由脂肪提供，其中绝大部分应当是植物性的（植物油），植物油中含大量不饱和脂肪酸，可使脂代谢和凝血系统正常化；其他50%~60%的热量由糖类提供，但是注意限制精糖摄入。应该提醒大家注意的是蛋白质不会使人发胖，糖类才会使人发胖。因为糖类在体内极易被分解和吸收，是人体热量的主要来源。绝大部分食物中都含有糖，那些糖已经保证了你身体的需要。额外过多地食用甜食，能诱发胰腺释放大量胰岛素，促使葡萄糖转化成脂肪。大部分胖子，都有一个爱吃甜食的习惯。要减肥，就尽量不要吃甜食。人类从植物食物中不仅可获得丰富的糖类，而且能获得大量维生素、矿物质及微量元素。进食足量的新鲜水果、蔬菜非常有益，它们含有大量维生素、矿物质、电解质而热量较低。控制饮食有饥饿感时，可以用此类食物充饥。

良好的用餐习惯：严格遵守和养成"早吃好、午吃饱、晚吃少"的饮食习惯，其中"晚吃少"是减肥的关键！这里有3点必须注意：①必须吃早饭。不吃早饭的人，容易发胖。不吃早餐使人在午饭时出现强烈的空腹感和饥饿感，不知不觉吃下过多的食物，多余的能量就会在体内转化为脂肪。②中午一定要吃饱。中午不吃饱，晚上必然饿，"晚吃少"就难以做到了。③晚上一定要做到尽量少吃！而且晚餐不要吃肉食、甜食、油炸食品，喝一些清淡的面汤、米汤就可以，不要喝咸汤。进食速度要慢。吃饭时咀嚼次数要多，要细嚼慢咽，这样不仅有利于唾液和胃液对食物进行消化，而且有利于减少进食。食物进入人体，血糖升高到一定水平，大脑食欲中枢就会发出停止进食的信号，过快进食，大脑发出停止进食信号前，你已经吃过量了。所以进食速度要慢，吃饭要以八成饱为宜。

（2）运动锻炼　体育锻炼可以减重，这是众所周知的。即使不限制热量，单纯体育锻炼亦可减重。有报道，规律性的体育锻炼如散步、慢跑、骑自行车或游泳等，可降低血清甘油三酯，增加高密度脂蛋白胆固醇，同时使体重下降。其下降幅度与单纯限制热量的下降幅度相等。但对中、重度患者，应避免竞争性强的体育活动。但是早晨锻炼不如晚上锻炼。从人的身体状态来说，人沉睡一夜，早晨身体处于缺水状态，血液黏稠，投入剧烈运动，有可能造成大脑供血不足、脑溢血、心肌梗死等危险（如果喜欢晨练，建议你洗漱完毕喝1~2杯白开水，再去锻炼）。从环境上来说，空气中的一些毒气，在太阳没出来以前很难挥发，也不适于锻炼。从后续反应来看，早晨锻炼后容易吃得更多，反而加大了摄入量。

晚饭后锻炼主要是为了把身体中多余的热量消耗掉。坚持晚饭后快步走半个小时以上。很多人肥胖的部位主要在屁股和腹部，这样的人有一个共同的特点，要么长期从事案牍工作，要么不爱活动。长时间坐在办公桌前、微机前、电视前，多余的热量消耗不掉，就转化成脂肪沉积在腹部和臀部了。所以，要想减肥，必须改掉不爱活动的生活方式，要增加运动，消耗多余的热量。但是吃过晚饭不宜立即活动，那时候血液集中在肠胃进行消化工作，立即活动影响消化。吃过晚饭半个小时后外出活动为宜。最理想的运动方式就是快步走，并且时间要持续在半个小时以上，这样周身的脂肪细胞才会充分动员起来，进行有氧呼吸才能把体内脂肪氧化，所以有氧运动才能减肥。剧烈跑步，上气不接下气，身体处于一定程度的缺氧状态，不能氧化脂肪。

怎样戒烟成功率高？

首先要让患者意识到戒烟的益处，仅仅戒烟1天，戒烟给心脏、血压和血液系统带来的益处便会显现出来。戒烟1年，冠心病的超额危险性比继续吸烟者下降一半。吸烟者戒烟要经历几个阶段：考虑前，考虑戒烟，准备戒烟，采取戒烟行动，维持戒烟状态或复吸。戒烟重要是有恒心。许多人在彻底戒烟之前可能会反复重复以上过程，但也有一些人反映他们发现戒烟比想象的要容易。不同的阶段需要不同的建议和处理。

（1）戒烟行为准则：①戒烟从现在开始，完全戒烟或逐渐减少吸烟次数的方法，通常3~4个月就可以成功。②丢掉所有的香烟、打火机、火柴和烟灰缸。③避免参与往常习惯吸烟的场所或活动。④餐后喝水、吃水果或散步，摆脱饭后一支烟的想法。⑤烟瘾来时，要立即做深呼吸活动，或咀嚼无糖分的口香糖，避免用零食代替香烟，否则会引起血糖升高，身体过胖。⑥坚决拒绝香烟的引诱，经常提醒自己，再吸一支烟足以令戒烟的计划前功尽弃。

（2）度过戒烟最难熬的前5天的7项戒烟方法：①两餐之间喝6~8杯水，促使尼古丁排出体外。②每天洗温水浴，忍不住烟瘾时可立即淋浴。③在戒烟的前5日当中要充分休息，生活要有规律。④饭后到户外散步，做深呼吸15~30分钟。⑤不可喝刺激性饮料，改喝牛奶、新鲜果汁和谷类饮料。⑥要尽量避免吃家禽类食物、油炸食物、糖果和甜点。⑦可吃多种B族维生素，能安定神经，除掉尼古丁。

（3）过了最初5天，可按照下列方法保持戒烟"战果"：①饭后刷牙或漱口，穿干净没烟味的衣服。②用钢笔或铅笔取代手持香烟的习惯动作。③将大部分时间花在图书馆或其他不准抽烟的地方。④避免去酒吧和参加宴会，避免与烟瘾很重的人在一起。⑤将不抽烟省下的钱给自己买一份礼物。⑥准备在2~3周戒除想抽烟的习惯。

服用降压药要注意什么？

目前我国高血压患病率为11.88%，高血压患者约有1.3亿。我国高血压的治疗率和控制率都很低，其中原因很多，大众对高血压药物缺乏正确的认识是一个重要的因素。

（1）不是只有明确患高血压病的人才要吃降压药　正常高限血压患者出现了3个心血管疾病危险因素，或者心、脑、肾受损，或者患有糖尿病都属于高危人群；而伴有心血管疾病的人则属于极高危人群。上述患者虽然不属于高血压人群，但仍然需要开始药物治疗。高危或极高危的高血压患者一经发现，即应开始服药。

（2）服药误区影响降压效果　临床上可以见到有些患者开始治疗后，降压效果仍不满意。这种情况许多时候与服药不当有关，因此需要叮嘱患者，治疗高血压是一项慢功夫，许多细节都要照顾到。

（3）没有症状也要吃药　大多数高血压患者没有明显的症状，只有小部分高血压患者会有一些症状，例如头痛、眼花，因此有的患者会根据症状服药，特别是那些还没有症状的患者，经常不主动接受治疗，直到发生心脑血管病急症时才接受诊治。我们接诊过的患者中，有相当一部分并没有症状，血压水平与症状也并不一定平行。

（4）高血压患者服药过程中，病情稳定血压正常时，同样要继续服药，而且不要轻易调整剂量。经常接诊到一些患者，自己备有血压计，每天早晚测血压，每天服药根据血压水平增减或停服药物，血压正常时就减量或停药，血压升高时就加量，担心血压正常时继续服药，会发生低血压休克。表面上看好像是科学的服药方法，实际上是错误的！因为某一时点的血压受多种因素影响，血压可以随时改变，某一时点的血压并不一定代表全天的血压，而且医生的标准药量，对病情稳定的正常血压影响不大。当然，如果连续几天同一时点自测血压偏高或偏低，是可以调整剂量的，最好是向主治医生咨询一下。

（5）高血压要终身服药　有的患者在血压控制到一定水平后，自认为高血压病已经治愈就停止服药。殊不知目前尚未找到根治高血压的方法，降压药需要长期服用，甚至应该说，一经确诊就应终身服药，只有这样才能保持血压稳定。许多患者擅自停药后，血压就会升高，甚至诱发心绞痛、心肌梗死和脑卒中（中风）等心脑血管病急性发作。

（6）按血压波动规律服药　不按照血压波动规律服药是一个比较常见

的现象。事实上，许多患者都不清楚人体血压的变化规律。我们的血压通常在早晨6~10点和晚上4~8点会达到高峰，因此降压药应该在高峰到来之前服用，即早起后和下午4~5点服药最好，这样根据血压波动规律和降压药作用时间服药，才能够达到控制血压的最好效果。还有些患者为了不忘记吃药，会在每天临睡前吃降压药。我国高血压患者绝大多数在凌晨0~2点血压最低，如果夜间服药，不仅无法及时对抗血压的高峰，还有可能使血压降得过低，而此时患者正处在睡梦中，就更加危险。

（7）别忘了监测血压 有的患者在服用降压药物过程中不测量血压，误认为只要服药，血压就会正常。也有少数人不及时观察血压，等到每月一次的门诊才测量1次血压，往往不能及时根据血压变化调整药物剂量，这样大大影响了患者的治疗效果。因此，患者或家属应学会自测血压，并应在上面提到的每天的血压高峰期测定血压，了解血压的变化情况，及时与医生沟通。

（8）降压药多数需要联合使用 有的患者只愿意服用1种降压药物控制血压。但是临床经验表明，通常高血压，特别是中度或者重度高血压，单独使用任何1种降压药是难以将血压降至正常的，一定要联合用药。通过把小剂量、多品种的药物联合应用，有利于各种降压药彼此取长补短，既可以收到不错的降压效果，又能大大减少药物的不良反应。

（9）小剂量开始，逐渐加量 一般情况下应从小剂量开始，逐步增加剂量，若疗效不明显，或有明显不良反应时，应改为另一类降压药。若1种降压药达不到目标血压［一般指将血压控制在18.62/11.97kPa（140/90mmHg）以下］，则可采用两种或两种以上作用机制不同的降压药联用，以达到有效控制血压的目的。尽量选用长效降压药，能在24小时内有效控制血压，避免一天之内血压大幅波动。

（10）记住几个关键数据 一般患者血压控制在18.62/11.97kPa（140/90mmHg）以下；冠心病、糖尿病和肾脏病患者血压控制在17.29/10.64kPa（130/80mmHg）以下；老年患者血压控制在19.95/11.97kPa（150/90mmHg）以下；偶测血压在21.28/13.33kPa（160/100mmHg）左右，保持平静休息片刻，血压不再继续升高，就不用紧张，因为一般这个血压不会导致心脑血管急症，不妨称之为"安全的高血压"；偶测血压 ≥ 23.94/13.97kPa（180/105mmHg）时，发生心脑血管急症的风险增加，此时，应保持平静休息，去除诱因，可口服快速作用的降压药，如硝本地平片10mg（绝对不要舌下含服），如伴有头痛、头昏，就要去医院看病了。

为什么糖尿病是冠心病的"等危症"？

冠心病的等危症是指无冠心病者在10年内发生主要心血管事件与已有冠心病患者等同的状态。1999年美国心脏学会（AHA）提出"糖尿病是一种心血管疾病"。AHA已正式将糖尿病列为冠心病的主要危险因素，与血脂异常、高血压、吸烟等并列。2001年美国国家胆固醇教育计划（NCEP）成人治疗组第三次报告（ATP Ⅲ）明确将无冠心病的糖尿病从冠心病的危险因素提升为糖尿病是冠心病的等危症，是指无冠心病的糖尿病患者和既往有冠心病病史的非糖尿病患者有同样的心血管事件危险性，即10年内糖尿病患者和冠心病患者发生新的心血管事件（如心肌梗死或冠心病死亡）的危险性相同。冠心病的等危症除糖尿病外，还有周围血管疾病、腹主动脉瘤、颈动脉病变（超声或血管造影显示颈动脉狭窄超过50%，源于颈动脉的脑血栓、短暂性脑缺血发作）。

"糖尿病是冠心病等危症"提出的依据首先是糖尿病患者是冠心病发病的高危人群。其次，冠心病患者合并血糖异常的比例高。很多研究表明，冠心病与高血糖状态关系密切。心血管疾病与糖尿病并不是两个完全独立的疾病，它们有着密切的联系，根据联合国在欧洲的一份调查资料显示，在欧洲冠心病患者中大约有2/3存在高血糖。糖尿病患者发生冠心病的概率大，病死率高。

2型糖尿病和心血管疾病常有多个危险因子共存，近十余年来的大规模随机对照临床研究证实，2型糖尿病患者常常合并高血压、血脂异常、高凝状态、高胰岛素血症、肥胖等，即往往表现为代谢综合征，而这些正是动脉粥样硬化的危险因素。"共同土壤"学说指出糖尿病、冠心病的发病机制具有共同基础，而这些共同基础的可能原因是慢性炎症反应和胰岛素抵抗。慢性炎症反应、凝血机制异常、血管内皮的损伤均可导致动脉粥样硬化发生，而胰岛素抵抗进一步加剧糖尿病患者的动脉粥样硬化进展。这些研究结果可以部分解释糖尿病患者心血管事件发生率高的原因。在高血糖状态下，糖氧化产物、糖基化产物、脂质氧化产物均增加，这些产物一方面直接导致血管内皮功能紊乱，加速泡沫细胞形成，另一方面导致氧化应激反应明显增强。氧化应激反应增强不但参与糖尿病慢性并发症的发生和发展，而且还是血脂异常、高血压、吸烟等心血管病危险因素导致内皮损伤的共同机制。结果，糖尿病合并其他的危险因素后更有乘积效应，形成恶性循环，加速了动脉粥样硬化的进展。

冠心病患者怎样制定适合自己的体育锻炼计划？

古希腊名医希波克拉底说过：阳光、空气、水和运动是生命的源泉。但是有些人，一旦得知患了冠心病，便就此宣告与体育锻炼"绝交"，以为只有这样，才能达到保护心脏的目的。其实，运动锻炼作为整体心脏康复方案的一部分，能够减缓动脉粥样硬化进展或部分地减轻其严重程度，有多种因素直接或间接地参与这种抗动脉粥样硬化作用：改善内皮功能、抗炎作用、调节代谢、抗缺血作用和抗凝作用。冠心病患者应该有一个科学的运动计划。

（1）冠心病心脏康复3个阶段　①第一阶段称为急性阶段，包括CCU和普通病房的住院期，时间为10~14天，甚至更短，出院时患者可以自理日常生活，平地行走和上下一层楼梯，运动能力达3~5心脏功能容量（METs）。②第二阶段称为恢复期，出院后继续运动训练，提高体力活动能力，直到恢复工作，时间为8~12周，运动能力达4~8心脏功能容量。③第三阶段称为巩固阶段，持续终生，继续维持二级预防的各种努力。

（2）心脏康复运动处方　①运动强度是制定运动处方的重要内容，直接关系到运动的效果和安全性。掌握合适的运动强度是制定和执行心脏病运动处方的关键。常用的运动强度制定方法为：a.通过二级台阶试验或递增负荷运动试验测定心功能能力（FC），然后根据心功能能力的级别，取相应的百分比为运动能力（EC），并将此作为运动处方的运动强度；b.按心率确定运动强度：运动适宜心率=170（180）–年龄（岁），其中60岁以上或体质较差的中老年人用170–年龄；还有一种计算方法：以最高心率（HRmax）×（40%~85%）作为靶心率（THR），通过靶心率控制运动强度，其中最高心率=［220–年龄（岁）］。②持续时间一般要求每次运动持续30~60分钟，其中包括10~15分的热身活动和5~10分钟的整理活动，真正锻炼的时间为20~30分钟，至少要达到15分钟（且要求运动强度达到THR）。③运动频度根据运动效应和积蓄作用，每周锻炼3~4次为最适宜频度。有些活动如散步可每天练习。

（3）心脏康复运动注意事项 ①频繁发作的心绞痛、心力衰竭、严重的心律失常、血压过高以及急性心肌梗死病后不足半年者，不应运动。②需遵循锻炼适量，措施严谨，步骤有序的原则。避免过于剧烈的活动，活动量应逐步增加，以不引起症状为原则。也就是说，宜在医疗监督下进行科学锻炼，才安全可靠。③锻炼要循序渐进，每次锻炼的开始10分钟，作为预备阶段，由轻松迈步，渐渐加快步伐，缓慢地达到要求的心率，然后再进入正式锻炼。为此一般持续20~30分钟，接着逐步减缓步行速度，全过程需40~60分钟。头一个月，每日进行1次，以后可增加到2次，周日休息。④锻炼过程中需随身携带硝酸甘油，以备心绞痛发作时含用。3个月进行1次全面复查，观察效果，调节运动量。

怎样预防冠状动脉介入治疗后再狭窄的发生？

近年来，随着冠心病发病率的不断增加，接受冠状动脉介入治疗的患者越来越多，而随着手术量的直线上升，越来越多的患者发现，介入支架植入术后3~12个月内心绞痛又发作了，一经检查发现原支架内又发生了狭窄，即再狭窄。所谓再狭窄是指冠心病患者冠状动脉狭窄处植入支架后，原支架内内膜增生导致管腔狭窄超过50%，好发于支架植入术后3~12个月内。经皮冠状动脉球囊成形术（PTCA）再狭窄发生率为50%左右；冠状动脉内植入普通支架（金属裸支架）再狭窄率为30%左右；冠状动脉内植入药物洗脱支架再狭窄率小于10%，有的药物支架甚至在5%以下。应该说，药物洗脱支架的应用已经很好地解决了再狭窄问题，但是药物洗脱支架植入后仍会有一定的支架内血栓发生率，一定程度上限制了药物支架的使用。因此，加强冠脉介入术后患者的二级预防很重要。单纯从预防再狭窄的角度考虑，最好的方法是植入药物洗脱支架，同时加强抗血栓治疗，即联用阿司匹林（终生服用）和氯吡格雷（至少1年），以预防支架内血栓。实际上，动脉粥样硬化是全身性疾病，而冠心病是所有的冠状动脉都可能累及并发生不同程度的动脉粥样硬化的疾病，支架只是对狭窄最严重的病变进行了治疗，但动脉粥样硬化的病根并未解决，所以介入治疗后不能一劳永逸。冠心病的标准药物治疗不能松懈，运动锻炼和饮食疗法也不能放松。只有这样才能最大限度地预防冠心病的发生、发展。

心肌梗死后采取什么措施防止再梗死的发生？

再梗死是冠心病心肌梗死患者高病死率的原因之一，国外研究证实，再梗死的发生率为10%~20%，而且再梗死易在前一次梗死后第一年内发生。因此，防止再梗死对降低心肌梗死存活者的病死率和改善长期预后有重要意义。预防再梗死最根本的是坚持标准的药物治疗，做到血压、血脂、血糖和体重达标，戒烟戒酒（对于已患过心肌梗死患者必须戒酒，而不是限酒），适当运动和合理的饮食。具体基本同冠心病一、二级预防方案。

怎样预防发生冠心病猝死？

猝死占总死亡人数的15%~32%，其可分为心脏性猝死（SCD）及非心脏性猝死两大类，其中SCD占60%~70%。心脏性猝死（SCD）是指心脏原因引起的、短时间内发生的（一般在症状出现后1小时内）、以突发性意识丧失为前驱症状的意外性自然死亡。主要原因是冠心病及其并发症。典型的SCD是由持续性室速或室颤所致的心脏骤停。文献报道30岁以上发生SCD的患者中，年龄大于65岁者占82.8%，SCD死亡者平均年龄男性为70岁，女性为82.4岁。可见，老年人更易发生SCD。

冠心病患者是SCD的主要原因，约占75%。因此一些冠心病患者常担心自己是否会突然死去。SCD常发生于院外或急诊室，成活率低，仅1%~20%，而且死亡发生的时间和方式不可预知，因此加强冠心病猝死的预防显得尤为重要。下面从冠心病患者的角度谈谈医院外猝死的预防。

（1）坚持冠心病的标准药物治疗　通过药物治疗，持续改善心肌缺血，做到血压、血脂、血糖和体重达标。这里说的标准治疗是西医治疗，而不是中医，这一点老年病友一定要记得。

（2）避免突然性和习惯性过量运动　突然过量运动期间及其后的较短时间内，心律失常和SCD的发生频率异常增高，据估计10%~20%的SCD属于劳力性心脏骤停。

（3）修身养性，保持良好心态，避免精神紧张　过度紧张或焦虑可使男性SCD危险度增加，而精神疾病、自卑以及无子女是女性SCD危险度增加的独立相关因素。

（4）戒烟戒酒，合理饮食，保持大便通畅　一些老年病友，常担心营养不够，总希望多吃一点。对冠心病患者来说，宁可少吃一点，也不要多吃；宁可饿一点，也不要饱胀。大便千万不要用力，一两天不解大便，不会致命，却常有一些老人为保持一天一次大便，不惜力气，导致急性左心衰、急性心肌梗死发作，甚至死在厕所里。

（5）抗心律失常药物　①从未发生过心脏骤停，而且病情稳定的冠心病患者，不必常规使用抗心律失常药物，普通冠心病患者猝死率并不高。②从未发生过心脏骤停的高危人群（心肌梗死后人群），预防的重点是潜在的、可能引起SCD的心律失常，目的在于降低猝死发生率。a.β受体阻滞剂：具有抗心律失常和抗心肌缺血特性，已证实可降低急性心肌梗死后的总死亡率和SCD发生率，其有益作用仅限于脂溶性的、无内在拟交感活性的β受体阻滞剂。这是冠心病标准治疗的药物，只要没有禁忌，不管有无猝死风险，所有冠心病患者都要使用。b.胺碘酮：对心肌梗死伴发室性异位激动的幸存者，胺碘酮能降低心律失常性死亡，但不能改变总死亡率。一般认为胺碘酮是安全可靠的，而且与β受体阻滞剂疗效互补。是否使用要根据病情由医生决定。③既往发生过严重心脏事件（如心脏骤停、心肌梗死等）的幸存者，使用抗心律失常药物是SCD二级预防的最初方法，尽管已应用了所有可选择的药物，但心律失常复发的危险性依然很高。

（6）植入式心脏复律除颤器（ICD）①由于药物治疗对心肌梗死后总死亡率的影响并不乐观，促使人们积极寻找SCD一级预防的非药物治疗方法。大量循证医学研究证明ICD能有效降低冠心病心肌梗死后幸存者的死亡率。美国心脏病学院ICD植入指南，将ICD列为SCD的一级预防措施。②既往发生过严重心脏事件（如心脏骤停、心肌梗死等）的幸存者，在降低自发性、致命性心律失常患者死亡率方面，ICD优于Ⅲ类抗心律失常药或β受体阻滞剂，故目前倾向于首选ICD。对于死亡危险最大的患者，即至少具有以下2~3种危险因素的患者：年龄>70岁，左心室射血分数（LVEF）<35%，NYHA心功能Ⅲ级，ICD疗法的有益作用最大。总之，SCD的预防仍然是医学界面临的最大难题。冠心病心肌梗死的幸存者更是要当心，随身携带冠心病病卡，以备不测。

一旦发生心脏性猝死应该如何抢救？

心脏性猝死的过程大致是这样的：患者突然意识丧失，有的出现抽搐、大小便失禁；呼吸迅速变得不规则，呈叹息状，随之呼吸停止；这时大动脉脉搏消失，用耳朵贴在左胸前区也听不到心跳；患者两眼瞳孔随后很快散大，用手电光线照射也不见瞳孔缩小。当出现上述情况后，在场的人员必须争分夺秒地抢救，在抢救的同时应该通知"120"。

（1）首先用拳头有节奏地用力叩击其胸前左乳头内侧（心脏部位），连续叩击2~3次，拳头抬起时离胸部20~30cm，以掌握叩击的力量。叩击后，心脏受到刺激，有时能恢复自主心跳，若脉搏仍未恢复，应立即进行下一步心肺复苏CAB抢救方案。

（2）C（circulation）——胸外心脏按压　胸外心脏按压最好应与人工呼吸同步进行。抢救者位于患者右侧，两手掌重叠压在猝死者的胸骨中下1/3交界处，按压速率为100~120次/分，每次按压使胸骨下移4~5cm。最新研究表明，按压与放松周期各占1/2时间，这样按压与放松的相同时间频率，有利于心脏获得最大的血流动力学效应。操作时应注意以下几点：①双臂直伸，手掌跟部应紧贴在胸骨上；②按压用力，应利用上身重量或肩臂力量垂直均匀下压，放松时手不要离开胸壁，按压速度要均匀；③定位一定要准确，否则易招致肋骨骨折，引起气胸，甚至肝破裂等。

（3）A（airway）——畅通气道　在施行人工呼吸之前，应用最短的时间，迅速清理患者口腔中异物，如假牙、痰液及分泌物等，同时松解衣扣，去枕平卧，仰头抬颌，以利于气道通畅。

（4）B（breathing）——人工呼吸　操作者一手撑在患者耳后枕部，另一只手捏住双鼻孔，用口包住猝死者的口，用力吹气800~1200ml，应连续做4次口对口的人工呼吸，每5秒钟做1次，接着再做胸外心脏按压。一人施行心肺复苏时，每做15次心脏按压后再做2次人工呼吸（15：2）；若双人急救时，每按压胸骨5次吹气1次（5：1），如此不停止反复交替进行。

现场急救的方法是一个连续性的急救过程，不可分开单独施行。在进行心肺复苏的过程中，应注意猝死者的病情变化。若患者原先放大的瞳孔开始缩小，颜面、口唇皮肤黏膜出现红润，能扪及颈、股、桡动脉搏动，开始自主呼吸，说明抢救成功，可以暂时停止胸外心脏按压和人工呼吸，但要密切观察心脏搏动情况，随时准备再次进行抢救。千万不应在呼吸和心跳恢复之前，或专业救护人员到来之前，轻易放弃抢救。

我国冠心病防治工作中面临哪些问题？

随着经济水平的快速发展，人们生活水平逐渐提高，人们越来越关注自身的健康。冠心病作为威胁人们生命健康的高发病之一，人们也认识到预防冠心病的重要性，那么，目前我国冠心病防治工作面临哪些主要的问题呢？

（1）发病率逐年增高　随着我国经济水平的提高，人们生活水平的改善，高血压、血脂代谢异常、肥胖和糖尿病等冠心病的危险因素或等危症发病率逐年增高，致使我国冠心病的发病率逐年增高。

（2）相关知识匮乏　人们目前对冠心病的了解甚少，对冠心病的危害知之更少，大众对冠心病的防治尤其是一级和二级预防不重视，难以配合医疗工作者的防治工作。

（3）高血压、血脂代谢异常、肥胖和糖尿病等知晓率和控制率低　高血压、血脂代谢异常、肥胖和糖尿病是冠心病发病的危险因素或等危症，但目前我国高血压、血脂代谢异常和糖尿病的知晓率非常低下，控制率则更低。

（4）冠心病防治策略不规范　受经济、医保政策、环境等影响，不同级别医疗单位对冠心病的防治指南的依从性不同，使得部分患者不能得到有效的救治。冠心病误诊率及漏诊率高，"治疗不够"及"治疗过度"现象相当普遍。

冠心病是经济发展的必然产物吗？

随着我国经济水平的提高，人们生活水平的改善，特别是经历过饥荒的中老年人，开始大吃大喝，高血压、血脂代谢异常、肥胖和糖尿病等冠心病的危险因素或等危症发病率逐年增高，致使我国冠心病的发病率逐年增高。可见，冠心病确实与经济发展有一定的联系。难道冠心病是经济发展的必然产物吗？

其实冠心病的危险主要来自不良生活方式。据世界卫生组织报道，有力的证据表明，不健康的饮食、不充足的体力活动和吸烟是罹患冠心病、脑卒中、高血压等心血管病的主要危险因素。20世纪60年代以来，经济发达国家如美国、加拿大和澳大利亚等国冠心病发病率和死亡率出现下降趋势，除了冠心病的治疗水平提高外，另外一个重要原因是这期间重视了冠心病的预防，使冠心病危险因素得到有效控制。因此，尽管冠心病与经济发展有一定的联系，但冠心病绝不是现代社会经济发展的必然产物。冠心病是可防、可控的。

冠心病患者日常生活应注意什么？

冠心病是一种心血管系统的慢性疾病，如果得了冠心病，首先要从思想上重视它，但又不能过分焦虑，保持开朗平和的心态对疾病的治疗以及预防心绞痛和心肌梗死的发生是有利的。在饮食上，要注意清淡饮食，少摄入钠盐和脂肪，多吃蔬菜和水果，要戒烟和戒酒，因为研究表明，烟和酒精都会促进动脉粥样硬化的发展，对疾病产生不利的作用。少量多餐，避免过饱饮食，要注意保持大便的通畅，因为饱餐和便秘均会增加心脏的耗氧量，有可能引起心绞痛或心肌梗死的发生。冠心病患者也要进行适度的体力活动，但不能过量，因为冠脉循环的贮备功能已经降低，如果进行剧烈的体力活动，心脏需氧量短时间内增加，而病变的冠脉又不能增加相应的血流量以增加供氧，就会造成心肌缺血，有可能导致心绞痛甚至心肌梗死的发生，因此冠心病患者的运动必须以不引起疲劳为度。冠心病患者的急救药品应该随时带在身边或放在家中触手可及的地方，以便在心绞痛发作时可以随时取用、缓解症状。最好定期进行体检，积极控制高血压和糖尿病等冠心病的危险因素，配合医生进行治疗。

如果得了冠心病，家人应该怎么办？

①首先，应该引起足够的重视。心绞痛发作不频繁的患者或者没有症状的患者可能并不会引起足够的重视，然而这部分患者有发生心肌梗死和猝死的危险性，由于这些患者往往冠脉尚未建立充分的侧支循环，当发生

某一支冠脉血管血栓形成或痉挛闭塞，导致供血急剧减少时，没有侧支给心肌供血，容易导致心肌严重的缺血甚至心肌梗死。因此，家人应该督促患者改善生活习惯，按时服药，定期检查身体。当然，也不能过分焦虑，要注意使患者保持精神舒畅，避免情绪过分波动。因为情绪波动时也会引起交感神经的兴奋，导致心肌耗氧量的增加，容易诱发心绞痛或心肌梗死。②在家中，避免患者单独生活，最好有人陪伴，要将急救药品放在触手可及的地方，要学会心肺复苏等简单的急救措施，当患者发生心绞痛或心肌梗死时可以及时施救。③要照顾好冠心病患者的饮食起居。冠心病患者的饮食宜清淡，家人要为其准备好营养丰富而全面的饮食。注意帮助其预防便秘。保持房间温度适宜和空气新鲜，预防感冒。④密切观察患者的病情。警惕不典型的发病表现，及时就医。

为什么冠心病患者身边要准备急救药盒？

冠心病的患者由于冠状动脉粥样硬化导致管腔狭窄，扩张性减弱，血流量减少，对心肌的供血量相对的比较固定。因此，一旦心脏的需氧量突然增加，如劳累、激动时，心肌收缩力增强，心率加快，心肌对血液的需求量增加，或者冠状动脉发生痉挛，冠脉血流减少时，均会发生心肌的需氧与供氧之间的不平衡，导致心肌的缺血缺氧，引起心绞痛。如果心肌持久而严重的缺血缺氧（20分钟以上），就会导致心肌细胞的坏死，即心肌梗死。因此，冠心病患者身边需要准备一定的急救药物。目前常用的急救药物有：硝酸甘油、硝酸异山梨酯、硝苯地平、丹参片、麝香保心丸等。当发生心绞痛时，含服硝酸甘油可以迅速缓解症状。当然，这些药物并不能替代正规的冠心病的治疗。如果胸痛持续不能缓解时，应该立即去医院就诊，寻求专业的医疗救助。因为心肌梗死时随着时间的延长，坏死的心肌增多，并且会发生心律失常等致死的并发症，因此立即寻求专业的医疗救助是最关键的急救措施。

怎样制作冠心病患者的应急保健卡？

冠心病患者的应急保健卡上应写明患者的姓名，年龄，患有冠心病，家庭地址，联系人姓名、电话等一般情况。还可以这样写：我是一名冠心病患者，如果发现我行动异常或神志不清，很可能是心绞痛或心肌梗死发作，请您尽快从我的口袋里拿出1片硝酸甘油塞入我的舌下，并尽快送我到就近的医院或向120呼救，同时请通知我的家人，谢谢。这样，当发生紧急情况时有助于一般群众和医务人员及时判断病情，为抢救生命争取宝贵的时间。

冠心病患者的血压降到多少比较合适？

高血压是冠心病的一个重要危险因素。冠状动脉粥样硬化患者60%~70%有高血压，高血压患者患冠心病的概率较正常血压者高3~4倍。收缩压和舒张压升高都与本病密切相关。高血压参与并加速冠心病发生和发展的机制，可能是高血压引起冠状动脉灌注压增高，使血管壁张力增大，从而引起动脉壁损伤，这是脂质沉积于血管壁和附壁血栓形成的前提；另外，血压升高伴心率加快可使心肌耗氧量增加，引起心肌缺血。近期研究还发现，高血压前期也增加冠心病风险。有研究表明，当血压从最佳值［收缩压<16.76kPa（126mmHg），舒张压<10.64kPa（80mmHg）］升到正常值［收缩压15.96~17.29kPa（120~130mmHg），舒张压10.64~11.31kPa（80~85mmHg）］或正常高限［收缩压为17.29~18.62kPa（130~140mmHg），舒张压为11.31~11.97kPa（85~90mmHg）］时，冠心病发生率明显增加。因此，目前推荐冠心病患者的血压降到低于17.29/10.64kPa（130/80mmHg）以下。降压要注意平稳持久，防止血压波动过大。

冠心病患者血脂降到多少才算合理？

已有大量研究表明，血脂的主要成分胆固醇和甘油三酯的异常升高都伴随着冠心病发病率和病死率的增加。胆固醇水平超过6.76mmol/L者发生冠状动脉粥样硬化的概率与低于5.72mmol/L者相比，前者发生动脉粥样硬化的概率是后者的7倍。在各种胆固醇中，较高水平的高密度脂蛋白胆固醇（HDL-C）可保护人群不患冠心病，被认为是冠心病的保护因素，而低密度脂蛋白胆固醇（LDL-C）水平越高，冠心病的危险越大。因此，根据2007年全国血脂异常防治对策研究组制定的血脂异常防治建议，对于有冠状动脉粥样硬化者，总胆固醇要求低于4.68mmol/L，其中低密度脂蛋白胆固醇要求低于2.60mmol/L，甚至越低越好（低于2.08mmol/L），高密度脂蛋白胆固醇要求高于1.60mmol/L。同样，甘油三酯水平的升高也伴随着冠心病危险的增加。高甘油三酯血症可导致心绞痛、心肌梗死的发生，往往还伴有高胰岛素血症，胰岛素抵抗和高凝状态，大量的研究表明，用氯贝丁酯和烟酸治疗高甘油三酯血症后，随着血液中甘油三酯的水平下降，冠心病的死亡率显著降低。目前建议冠心病患者甘油三酯低于1.70mmol/L。

冠心病患者可以进行体育锻炼吗？

有些冠心病患者错误地认为体育锻炼会增加发病的危险性，其实，进行适度的体育锻炼，不仅无害，而且有益。当然，如果冠心病患者处于下列情况，是不宜进行体育锻炼的。①稳定型心绞痛的患者突然近期心绞痛发作次数越来越多，持续时间也越来越长，药物治疗不能很快缓解，已经习惯的活动量也不能耐受，这时患者一定要注意休息，停止一切体力活动和家务，尽快入院治疗。②如果冠心病患者在休息时，没有任何劳累、情绪激动、饱餐等因素的影响而发生了心绞痛，此时患者也不宜进行体育锻炼，而应该入院治疗。③急性心肌梗死患者在1~2周内应该卧床休息。④经过介入治疗的患者，因为在手术过程中应用了抗凝抗血小板的药物，有出血倾向，所以手术后1个月内不宜进行强度太大的体育锻炼，以免造成大出血。⑤有严重心律失常的患者，由于在运动中可能诱发或加重心律失常，也不宜进行体育锻炼。⑥冠心病患者如果伴有血压过高，近期控制不佳时，也不宜进行体育锻炼，以免锻炼时血压过高发生危险。

体育锻炼对冠心病患者有哪些好处？

大量研究表明，缺乏体育锻炼与冠心病的发生有一定关系。脑力劳动者与体力劳动者相比，冠心病的发病率更高，心肌梗死出现得亦早。因此，进行适度的体育锻炼，对促进冠心病患者的康复是有益的，具体体现在以下几个方面：①体育锻炼有助于扩张冠状血管，促进侧支循环的形成，改善心脏的血液灌注，因而有助于防止心肌梗死的发生。②体育锻炼可以稳定内分泌系统，调节自主神经的稳定性，可以降低血压，还能够增强心肌细胞电生理的稳定性，减少心律失常的发生。③体育锻炼能够调节血脂，降低血中甘油三酯和低密度脂蛋白胆固醇的水平，提高高密度脂蛋白胆固醇的水平，从而防止动脉粥样硬化的形成。④体育锻炼可以减轻体重，从而有利于减少高血压、糖尿病和高脂血症的发病率，而这些均为冠心病的危险因素。⑤坚持体育锻炼还有利于提高冠脉贮备，增强身体肌肉骨骼系统的负氧债能力，从而减轻心脏负荷，增强活动能力。⑥体育锻炼可以愉悦心情，放松情绪，增加冠心病患者的生活乐趣，有助于疾病的康复。

冠心病患者参加体育锻炼前需要做哪些准备工作？

①要制定合理的运动量和运动计划。首先测定出个人能耐受的最快心率，如每分钟心率100次为最高限度（出现不适症状），那么锻炼时每分钟心率以不超过80~90次/分为宜。然后根据锻炼后的疲劳程度，对运动量做适当修正。②要避免进餐或饮浓茶、咖啡后立即锻炼，由于饱餐、咖啡、浓茶本身就已经激活交感神经，如果此时再进行体育锻炼，可能会增加心脏负担而诱发心绞痛甚至心肌梗死。③在运动前，要准备硝酸甘油等急救药物，以便发生心绞痛时可以及时含服。要准备合适的运动鞋以及宽松的衣裤，大运动量锻炼时，不宜穿得太厚，以免影响散热，增加机体消耗，

增加心率。④运动前的准备活动非常重要。

如果未经准备就突然进行大运动量的运动，因心脏需氧量突然大量增加，而冠心病患者病变的冠脉不能在短时间内提供相应的血液及氧供，很容易发生心绞痛。因此，在每次锻炼前，必须进行至少10分钟左右的准备运动。⑤运动前需注意运动场地的安全情况，注意地面是否平坦和环境中是否有影响运动的障碍物等，以免在运动中发生不必要的意外。

冠心病患者适合参加哪些体育锻炼项目？

根据冠心病患者自身的特点，选择合适的运动方式是非常重要的。冠心病患者不宜进行需要用力屏气的局部肌肉活动，如用杠铃、拉力器、单双杠等进行锻炼，应进行一些轻松愉快又不至于增加心脏负担的全身性活动，如步行、慢跑、骑自行车、游泳等持续性周期性运动。①步行：每次可散步45~60分钟，或每日步行1000~2000m，中间穿插快速步行（每分钟100步以上的快速步行，可使心率达100~110次/分）。步行时要步幅均匀，步态稳定，呼吸自然，防止跌跤。②慢跑：慢跑时应先做好准备运动，穿合脚的运动鞋，跑步时保持轻松的步伐，注意地面和周围环境，防止失足跌伤，慢跑中也可交叉进行步行，跑步后可缓步慢行，或做肢体活动、体操等动作。③骑自行车：锻炼时应将车座高度和车把弯度调好，行车中保持身稍前倾，避免用力握把，宜在运动场内锻炼。如有条件可应用功率自行车在室内进行运动锻炼，它的优点是运动量标准化，便于观察比较。④游泳：体力较好，原来会游泳，且有条件长期坚持者，可以从事这项体育锻炼，但应做好准备运动，并应避免运动时间过久，以防止肌肉痉挛。其他锻炼项目还有太极拳、体操及气功等，可根据具体情况适当选择。

冠心病患者如何制定合理的锻炼计划？

合理的锻炼计划最重要的是要选择合适的活动内容，掌握适当的运动量。适合冠心病患者的运动方式有步行、慢跑、骑自行车、游泳等，可根据自己的兴趣爱好进行选择。但应注意的是要避免参加各种比赛项目或是较激烈的活动。身体状况比较好的患者可以多进行肌力训练，但要以大肌肉群运动为主，运动过程中要避免憋气和过分用力，以防止冠心病突发。运动量是指运动时消耗的能量，由强度、时间和频率3个要素构成。冠心病患者不要追求单次的运动强度，而应靠长期坚持来产生综合效应。运动量应根据个人的具体身体情况，每周运动3~7天，每天的运动时间为10~60分钟不等。合适的运动量的标志是：早晨起床感觉舒适，无疲劳感。可以通过简单的自我监护的方法来判断运动量的大小。如可以在进行运动10秒钟后测量一下腕部脉搏数，一般40~50岁患者脉搏数较平时增加18~20次，60~70岁患者较平时增加15~17次，则运动量适宜，可以继续活动。也可以通过在运动中与其他人进行一般语速的对话来判断运动量是否适宜。如果交谈自如，没有因气喘而不能说话，则说明运动强度合适。如果在运动中或运动后即刻发生心绞痛，频繁心律失常，面色苍白，气短等，说明运动量过大，应该适当调整。

运动锻炼要掌握循序渐进和持之以恒的原则。运动时要由弱到强，不要突然从事剧烈运动。由于运动效果的产生需要一定的刺激量，因此也不能太小，过弱的运动量同样也达不到运动的目的。只有持之以恒的运动锻炼才会对身体产生益处。停停练练，三心二意是毫无益处的，而且还易发生危险。平时坚持做适量运动的人，是很少在运动中出事的。而运动中出事者，多是那些偶尔才做运动的人。因此，最好能坚持每天都做些有规律的适量运动，至少也应坚持隔天运动。

冠心病患者合理膳食有哪些原则？

①总热量应限制在标准量以内，使体重维持在标准水平，如果超重，应进一步限制总热量，或适当增加体力活动。②减少每天胆固醇的摄取，胆固醇的摄入量不应超过300mg/d，1个鸡蛋中的胆固醇接近于300mg，因此冠心病患者每日最多进食1个鸡蛋。尽量少吃富含饱和脂肪酸或胆固醇

过多的肥肉、动物油、高脂奶品及蛋黄、动物内脏等食品。③限制脂肪的摄入，不应超过总热量的30%，其中饱和脂肪酸应控制在占总热量的10%以内，增加多不饱和脂肪酸（详见《多不饱和脂肪酸含量高的食物有哪些？》）。④糖类在总热量中的比重应控制在60%~70%，多吃粗粮，少吃或不吃蔗糖或葡萄糖等简单的糖类。⑤摄取适量的蛋白质。蛋白质是必需的营养物质，但是摄入过多的蛋白质能够加快新陈代谢，增加心脏负担。每日食物中蛋白质含量以每千克体重不超过1g为宜，应选用牛奶、酸奶、鱼类和豆制品。⑥饮食宜清淡，低盐。食盐的摄入量每天应控制在5g以下。合并高血压的患者尤其要注意。⑦多吃新鲜蔬菜和水果，补充充足的维生素、无机盐和微量元素。膳食中应多吃富含镁、铬、锌、钙、硒等元素的食品。⑧戒烟，不饮或少量饮酒，每日量不超过30ml。

多不饱和脂肪酸含量高的食物有哪些？

多不饱和脂肪酸是不饱和脂肪酸的一种，它有几个与我们息息相关的种类，比较常见的就是亚油酸、α-亚麻酸、花生四烯酸。我们一般所说的不饱和脂肪酸大多是指多不饱和脂肪酸，因为多不饱和脂肪酸在我们日常食物中存在得更为广泛一些。

多不饱和脂肪酸对人体的作用：

（1）保持细胞膜的相对流动性，以保证细胞的正常生理功能。

（2）使胆固醇酯化，降低血中胆固醇和甘油三酯。

（3）降低血液黏稠度，改善血液微循环。

（4）提高脑细胞的活性，增强记忆力和思维能力。

绝大部分植物油都以多不饱和脂肪酸为主，此外鱼类也含有较丰富的多不饱和脂肪酸，如我们平时说的DHA和EPA就为此类。我们日常食用的食物中，富含多不饱和脂肪酸的食物主要有以下这些：

（1）金枪鱼　金枪鱼属于深海鱼类的一种，含有大量的ω-3多不饱和脂肪酸，有利于宝宝大脑的发育。另外，它还含有丰富的维生素E和硒，对所含的不饱和脂肪酸有很好的保护作用。

（2）鳕鱼　鳕鱼营养丰富，含有丰富的ω-3多不饱和脂肪酸，对于宝宝的神经系统发育极为有利。鳕鱼的口感较好，是宝宝日常补充不饱和脂肪酸的良好选择。

（3）核桃　核桃含有丰富的亚油酸和亚麻酸，并含有多种维生素，以及钙、磷、铁、锌、锰、铬等人体必需的营养物质，可磨碎后给宝宝食用。

（4）花生　花生中含有丰富的亚油酸和亚麻酸，并含有多种维生素、卵磷脂、蛋白质，能帮助宝宝大脑的发育。但由于可能会误入宝宝的气管，因而不适合给宝宝食用整粒花生。

（5）芝麻　芝麻中含有丰富的不饱和脂肪酸、蛋白质、卵磷脂、维生素及多种矿物质，这些都是宝宝大脑发育和身体代谢所必需的营养物质。

（6）榛子　榛子营养丰富，除含有丰富的有利于宝宝智力发育的不饱和脂肪酸外，还含有各种宝宝必需的氨基酸，口感良好，可磨碎后给宝宝食用。

（7）大马哈鱼　大马哈鱼又名三文鱼，属于深海鱼类的一种，同样含有较多的ω-3多不饱和脂肪酸，并含有丰富的维生素D和钙，有利于宝宝骨骼和牙齿的发育。

为什么冠心病患者要避免饱餐？

大量研究表明，冠心病患者不宜吃得太饱，一次吃得过饱可能会诱发心绞痛，甚至心肌梗死和猝死。这是因为：①进食后，由于食物的消化和吸收需要能量，导致心脏的需氧量增加。正常人的冠状动脉具有一定的储备能力，可以通过扩张冠状动脉来增加心脏的供血供氧，使心脏的需氧量和供氧量达到平衡，但是冠心病患者的冠脉已经狭窄，不能相应地增加供血量，从而不能满足心脏对氧的需求，心肌缺氧，从而引起心绞痛的发生，甚至发生心肌梗死。②饱餐后血液中的儿茶酚胺浓度增高，会导致血压升高，心率加快，心肌耗氧量增加，并且冠状动脉容易出现痉挛，血管收缩使冠脉血流量减少，从而使心肌缺血进一步加重，并导致各种心律失常的发生。③饱餐后血脂增高，血液黏稠度增高，血小板黏附性增强，冠状动脉局部血流缓慢，血小板易于聚集，容易导致冠状动脉血栓的形成，从而导致急性心肌梗死。④个别人甚至饱餐后由于迷走神经功能亢进，可引起心搏骤停或猝死。因此，冠心病患者应该少食多餐，每餐吃得七八分饱即可。对于冠心病患者来说，少吃一点比多吃一点好，饿一点比饱一点好。

喝红酒能预防和治疗冠心病吗？

明代医学家李时珍曾说过："少饮则和血行气，壮神御风，消愁遣兴；痛饮则伤神耗血，损胃亡精，生痰动火。"对于冠心病患者来说，大量饮酒或饮烈性酒会诱发心绞痛甚至心肌梗死，从而导致病情的恶化。但是，在民间一直流传着喝红酒能预防和治疗冠心病的说法，这是真的吗？目前已有实验研究表明，红葡萄酒可以抑制低密度脂蛋白氧化，提升血中高密度脂蛋白，促进血液循环；红酒中含有抗氧化成分，可抗癌、抗衰老及预防血小板聚集阻塞血管；红酒中富含多酚，可抑制让血管收缩的缩氨酸的生成，这种缩氨酸一直被认为是导致心脏病的罪魁祸首。研究人员将从红酒中提取的多酚用于牛动脉实验，结果发现，缩氨酸的生成量大大减少。在对红酒、白酒、玫瑰酒和红葡萄果汁进行分类实验后进一步发现：红酒抑制缩氨酸生成的能力最大；红葡萄果汁有一定的作用，但抑制力远远小于红酒；白酒和玫瑰酒根本就没有这种能力。这说明了适量饮用红酒对于预防冠心病确实是有利的。但是，目前世界卫生组织并不推荐用这种方法作为预防冠心病的措施。因为饮酒本身除增加高血压、肝硬化、胃癌、心肌损伤和意外事故等而增加总死亡外，还会造成一些经济的、精神的以及社会的问题。但有饮酒习惯者，每日可饮不超过100ml的红酒，而且必须选择好的产品，现在市场的许多红酒是勾兑出来的，必须要选择原汁酿制的红酒。总之，不推荐饮用任何酒类（包括红酒）来防治冠心病！

饮茶能预防和治疗冠心病吗？

经常饮茶对冠心病是有利的。研究证明，茶叶具有抗凝血和促进纤维蛋白溶解的作用，茶中所含的茶多酚，能有效地增强心肌和血管壁的弹性，还可降低血液中的中性脂肪和胆固醇。茶叶中所含的维生素C和维生素P，也具有改善微血管功能和促进胆固醇排出的作用。茶叶中所含的咖啡因和茶碱，则可直接兴奋心脏，扩张冠状动脉，使血液充分地灌注入心脏，提高心脏的功能。但是，饮茶也需要注意以下几点：①饮茶宜清淡，因为茶叶中的咖啡因和茶碱能增加心脏的收缩，加快心率，过浓的茶水会使这种作用加剧，引起心跳加快，心脏耗氧量增加，使患者出现胸闷、心悸、气短等症状，严重者甚至造成危险后果。②在临睡前也不宜饮茶，以防止影响休息。③饭后不宜立即饮茶，因为食物中的微量元素与茶叶中的茶碱能起化学作用产生鞣酸，使食物中的蛋白质凝固，胃肠道难以消化吸收，使有便秘的患者便秘加重，增加心脏负担。④服药后忌饮茶，以免产生不良反应。⑤不宜饮隔夜茶。茶泡得时间越长，营养成分的损失越大，并易变质形成亚硝酸盐，有致癌作用。同时，隔夜茶易受细菌、真菌污染变质而有损身体。⑥不宜饮冷茶。冷茶能刺激迷走神经导致心律失常。⑦饮茶的数量及品类，应当根据体质和感觉适当调整。一般来说，绿茶未经发酵，各种天然有效成分保留较多，对人体产生的各种有益作用也最强。冠心病患者可以根据自己的爱好、饮后感受以及对病情的影响选择饮茶的种类。

冠心病患者应忌食或少食哪些食品？

①少吃动物脂肪。脂肪含量过高的食物，除了肉类外，还包括猪油、黄油、奶油等动物油脂，以及含胆固醇高的动物内脏，如肝、肾、脑花、骨髓、大肠、蛋黄、蟹黄、鱼子，还有乌贼鱼、带鱼、鱿鱼、鹌鹑蛋、猪蹄等。进食脂肪含量高的食物后，会直接使血液中的胆固醇、甘油三酯等血脂升高，同时减少了对人体有益的高密度脂蛋白胆固醇的产生，从而引

起和加重冠状动脉粥样硬化，引起或加重冠心病。因此，冠心病患者摄入的动物脂肪热量不应超过总热量的20%，或者不应超过脂肪总量的10%。②忌吃人造黄油。人造黄油中富含对人体有害的反式脂肪酸。反式脂肪酸能增加血液黏稠度，促进血栓形成，同时还能提高血液中的低密度脂蛋白胆固醇，降低高密度脂蛋白胆固醇，使冠心病患者发病风险增大。③不宜吃菜籽油。菜籽油中含有芥酸。芥酸是一种脂肪酸，心血管正常的人体内含有分解芥酸的酶，因此对身体不会造成伤害。但冠心病患者分解芥酸的能力减弱，食后会造成脂肪在某些器官，尤其在血管壁上沉积，导致血管壁增厚，加重心脏负担，从而加重病情。因此，冠心病患者应多吃植物油，但要避开菜籽油。④少吃糖类食物。目前研究发现，吃糖过多，与高脂血症和动脉粥样硬化的发生发展有一定的关系，这是因为多吃糖可使血中甘油三酯急剧增加的缘故。因此，对冠心病患者来说，每天糖类的摄入量应占总摄入热量的50%~60%，或每天糖的摄入量应控制在50g以下。冠心病患者的主食应以谷类食物大米、面粉为主，尽量少用蔗糖、果糖、巧克力和甜食等。⑤限制食盐的摄入。食盐摄入过量是导致高血压病的危险因素，而高血压又是导致冠心病的危险因素之一。同时，食盐中的钠，又有促进血液循环，增加排血量的作用，从而增加心脏的负担，这对心脏供血不足的冠心病患者是不利的。所以，冠心病患者应限制食盐的摄入量，一般宜限制在每天3~5g范围内为最佳。⑥传统的油炸、煎炒等烹调方法会增加食物中的脂肪含量，冠心病患者也应少食甚至忌食。这些食物包括腊肠、腊鸭、炸春卷、炸虾球、油炸饼、葱油饼等。⑦少喝咖啡及可乐类饮料。咖啡豆含有糖类、蛋白质、脂肪、烟碱酸、钾、粗纤维等营养成分，但饮用咖啡与心血管疾病的突然发作有关。这是因为，咖啡中所含的咖啡因可刺激血脂及血糖升高。饮用大量的咖啡，可使血清胆固醇含量增高，可引起男性的血清甘油三酯升高和女性的血清高密度脂蛋白胆固醇降低。同样，可乐饮料中含有大量的咖啡因，如果大量引用，甚至可能会产生中毒症状，出现躁动不安、呼吸加速、肌肉震颤、心动过速等反应。冠心病患者如果喝大量可乐，更易引起心律失常，导致病情加重。

要鼓励冠心病患者多吃哪些食物？

①多吃橄榄油。橄榄油中富含维生素A、维生素D、维生素E等，脂肪酸中的80%为不饱和脂肪酸，是一种营养价值很高的食用油。食用橄榄油后，可以提高血液中的高密度脂蛋白胆固醇，阻止血小板聚集，从而可以防止冠心病心肌梗死及脑梗死的发生。②多吃海鱼。海鱼中含有丰富的ω-3脂肪酸。ω-3脂肪酸可使甘油三酯和总胆固醇降低，使高密度脂蛋白稍增高，使肝脏合成极低密度脂蛋白（V-LDL）减少，此外，还有抑制血管炎症反应，抑制血小板聚集和释放的作用，故能防止动脉粥样硬化和冠心病的发生。③多吃含植物纤维高的食物。摄入一定量的植物纤维，可阻断胆酸的肠肝循环，降低胆汁和血中的胆固醇浓度，对防治动脉粥样硬化有良好的作用。植物纤维在肠道内不被吸收，但能促进肠道蠕动，特别是植物纤维中的果胶，在吸水后体积膨胀，使粪便的体积和重量增加，有利于粪便的排出，不仅可防止便秘的发生，还可防止诱发心绞痛。④多吃某些常量元素含量高的食物。钾、钙、钠、磷、镁，均是人体必需的常量元素。钾、钠平衡，对心肌正常收缩起着重要作用。无论钠或钾，摄入太多或太少，都会直接影响心脏。缺乏钾盐，可引起各种心律失常；体内钠盐过多，会使血容量增加，心脏负担加重，甚至诱发心衰等。所以为了保护心脏，一方面应该吃得淡一点，另一方面又要多吃些含钾量高的食物。冠心病患者应少吃各种腌制品和酱菜，多吃瘦肉、禽类、鱼类、水果、蔬菜等含钾高的食物。为了防治高血压，应摄入钙/磷比例大于1.33的食物，即钙的摄入量应比磷高。含钙丰富的食物有牛奶及奶制品，以及虾皮、紫菜、海带、黄豆、青豆、洋白菜等。镁缺乏，可引起心律失常，冠心病患者应多吃含镁丰富的食物，如绿叶蔬菜、坚果类、瘦肉类、海产品类、全麦类、豆类等。⑤多吃某些微量元素含量高的食物。微量元素锌、铬、锰、硒、碘等，与心脏疾病密切相关。多摄入锌，有利于改变或提高锌/镉比例，促进致高血压患者的镉的排出，有利于高血压、冠心病的防治，所以应多吃含锌丰富的食物，如小麦、小米、玉米粉、黄豆、扁豆等；铬是维持正常

胆固醇代谢所必需的，含铬丰富的食物有酵母、动物肝脏、牛肉、粗面粉、糙米、粗糖等；缺锰可引起动脉粥样硬化，含锰较多的食物有糙米、小麦、黄豆、萝卜等；低硒食物可使心肌收缩力减退，含硒较高的食物有小麦、小米、玉米、大白菜、南瓜等；碘有助于抑制肠道内胆固醇的吸收，并可减轻胆固醇在动脉壁的沉积，各种海产品含碘量较高。

为什么植物油也不能多吃？

多吃动物脂肪不利于血压、血脂的控制，而大多数植物油的不饱和脂肪酸与饱和脂肪酸的比值比动物油高，因此，与动物油相比，选择植物油更有利于冠心病的防治。但是，植物油也不是吃得越多越好的。因为植物油也是油，它的热量和等量的动物油一样高，如100g花生油的热量就高于3349.4J（800cal），而一个成年女性1天也只需要6280.2J（1500cal）的热量，因此，植物油多吃也会造成血脂、血压和体重的异常，不利于冠心病的防治。

为什么冠心病患者要少吃盐？

大量研究表明，高血压是冠心病的危险因素之一，钠的摄入量在促进高血压发病中起着一定的作用。流行病学资料表明，食盐每天摄入高达20g的日本北部人，高血压发病率高达40%，远高于每天摄入食盐约5g的北美因纽特人的发病率。同时，食盐中的钠，还可以增加血容量，从而增加心脏的负担，这对心脏缺血的冠心病患者是不利的。因此，冠心病患者应少吃盐，一般宜限制在每天3~5g范围内为佳。患者一定要使自己的口味逐渐适应低盐饮食。平时口味较重的患者，可以采用如下方法来增加咸味又不增加食盐的摄入：烹调菜肴在出锅前，把较少量食盐直接洒在食物上，这样就可以明显感觉出咸味来；食醋有增咸作用，在烹饪加工中，可加点食醋、香料等调味品，以增加食物的味道；使用市场上出售的低钠盐，也是增加咸味的好方法。

豆制品吃得越多越好吗？

　　一般所说的豆制品是指大豆制品，如豆浆、豆腐、煮黄豆或煮黑豆之类的食品。黄豆含优质蛋白质高达40%，所含的植物脂肪、卵磷脂能降低胆固醇，是治疗高脂血症的理想食品。同时豆制品中还含有维生素、微量元素等，凡是牛奶中含有的营养成分它都有，豆浆中含有的植物雌激素又是牛奶所缺乏的，雌激素可以降低低密度脂蛋白，提高高密度脂蛋白，有效防止动脉粥样硬化。大豆降低胆固醇的机制为：①大豆含有豆固醇，这是一种植物固醇，摄入以后，人体不但不吸收它，还能抑制肠腔中胆固醇水解，从而降低胆固醇的浓度。②大豆含有丰富的不饱和脂肪酸、磷脂和维生素E，这些成分均有较好的降脂作用。③大豆蛋白质进入人体能抑制低密度脂蛋白的生成，使血清胆固醇下降，而且体内胆固醇越高，大豆降脂效果越好，不仅不会使高密度脂蛋白下降，还可抑制甘油三酯的升高。因此，大豆及豆制品被称为"抗心血管病的利器"。美国心脏病学会（AHA）营养委员会建议高胆固醇者可较多摄食豆制品。

冠心病患者可以吃蛋类吗？

　　蛋类，尤其是鸡蛋，是营养丰富的食品。鸡蛋含有丰富的蛋白质，且绝大部分是白蛋白，同时还含有脂肪、钙、铁、维生素A及维生素B_1、维生素B_2等。但是蛋黄中含胆固醇较多，每个鸡蛋黄含胆固醇200~300mg，这个剂量相当于一个健康成年人一天胆固醇的需要量。因此，冠心病患者担心吃蛋类会加重病情。其实，这种担心是多余的。因为蛋黄中除了胆固醇外，还含有十分丰富的卵磷脂，后者是一种很强的乳化剂，能使胆固醇保持悬浮状态，而不沉积在血管壁上，并可透过血管壁为机体所利用，从而有效降低血脂水平。英国科研人员曾有研究证明，每日吃1个鸡蛋，对血中胆固醇水平无影响。此外，鸡蛋里还含有较多的钙和蛋氨酸，也具有防治动脉粥样硬化和高血压的作用。因此，冠心病患者每天吃1个鸡蛋，不会引起胆固醇水平的升高。

当然，高胆固醇血症的患者，由于胆固醇代谢障碍，对外源性的胆固醇的耐受力较差，蛋类应少吃或不吃。

为什么常吃纯巧克力（黑巧克力），可防冠心病？

2020年7月25日，《中国医学论坛报》援引《中国循环杂志》：常吃巧克力，可防冠心病！文章指出：近日，发表在《欧洲预防心脏病学杂志》上的一项系统综述和Meta分析提示，经常吃巧克力，有助于降低冠心病发生风险。该分析纳入过去50年发表（1966年至2020年1月）的6项前瞻性研究，共覆盖336289人（来自美国、瑞典、澳大利亚），其中14043人有冠心病。这些研究的中位随访时间为8.78年。

分析显示，与不吃巧克力或每周吃巧克力不足一次的人相比，每周至少吃1次巧克力或每个月至少吃3.5次巧克力的人，发生冠心病的风险降低8%。

排除其中一项以每个月至少吃3.5次巧克力为截断值的研究后，研究者对剩余的5项研究进行分析后发现，每周至少吃一次巧克力的人发生冠心病的风险仍降低10%。

另外，排除其中一项仅发表摘要的研究后的进一步分析显示，每周至少吃1次巧克力或每个月至少吃3.5次巧克力可能也能降低冠心病发生风险。

研究者分析指出，巧克力的护心作用可能与其富含黄烷醇、甲基黄嘌呤、多酚类物质、硬脂酸等有关，这些营养素有缩小心梗面积、抑制血小板聚集、改善血管内皮功能等作用。

研究者表示，目前市面上的巧克力产品添加了脂肪、牛奶、糖等不利于健康的成分，这是需要注意的。在控制好总热量摄入量的前提下，每周至少吃一次纯巧克力（黑巧克力）作为糖果的替代品是安全的。

多吃甜食对血脂有影响吗？

随着人民生活水平的提高，对甜食的需求和消耗也日益增多。然而，多吃甜食对冠心病患者是不利的。尽管糖类物质是热量的主要来源，但是我国的饮食结构是以面、米等糖类为主食的，从每日正常的饮食中，人体已经能够获得所需要的糖。如果多吃甜食，会使体内的糖类物质超过人体的需要量。过多的糖在体内不能被消耗掉，会在体内转化为脂肪，使血脂水平升高，促进了动脉粥样硬化的发生和发展。而且食糖过多可使血中甘油三酯急剧上升，造成高脂血症，进而影响凝血机制和血小板功能。鉴于多吃甜食对血脂的不利作用，对冠心病患者来说，每天糖类的摄入量应占总热量的50%~60%为宜，或每天糖的摄入量应控制在50g以下。冠心病患者的主食，应以谷类食物大米、面粉为主，尽量少用蔗糖、果糖、巧克力等甜食。

冠心病患者为什么要避免发生便秘？

便秘时，由于大便变干，粪块堵塞，可以造成腹胀、腹痛、烦躁不安等，这些均可增加心肌耗氧量，加重心脏负担。由于大便秘结，当用力屏气排便时，腹壁肌和膈肌强烈收缩，使腹压增高，心脏排血阻力增加，动脉血压和心肌耗氧量也因而增加，极易诱发心绞痛，甚至导致严重的心律失常，有些患者甚至发生心肌梗死区、动脉瘤以及室壁瘤的破裂。冠心病患者因排便造成症状复发甚至引发心肌梗死的也屡见不鲜。因此，冠心病患者要特别注意预防发生便秘。

为了保持大便通畅，应注意饮食清淡，少吃油腻，多吃水果、蔬菜，特别是多吃香蕉、芹菜、胡萝卜、菠菜、香菇、蘑菇等。还应多饮水或蜂蜜水，以润滑肠道。保持运动锻炼的习惯对防止便秘有一定的作用。每天应养成定时排便的习惯。如果已经发生了便秘，可以适当服用一些缓泻剂或外用开塞露等，使大便易于排出。

冠心病患者怎样做心理调适，预防情绪波动？

喜怒哀乐乃人之常情，但对于冠心病患者，过度的激动可使交感神经兴奋，心率增快、血压升高、心肌耗氧量增加或者冠脉痉挛而引起心绞痛发作甚或急性心肌梗死，危害甚大。那么生活中应该怎样预防情绪波动，避免激动呢？

平时要注意培养自己的理性思考能力，讲究精神卫生："山崩于前不惧，地陷于后不惊"。在各种使人激动的场合注意控制自己，保持情绪稳定。胸襟豁达，遇到不顺心的事情要想得开，不过分追名逐利，建立健康的幸福观。心里有事情要和人沟通或者倾诉，学会自己释放压力。平时妥善处理和家人、亲戚、朋友或者同事之间的关系，建立和睦的亲友环境，不与人争执，凡事先避其锋芒，事后理性讨论。培养一些音乐、书画等方面的兴趣或者适当地进行体育运动，也能陶冶情操、帮助稳定情绪。

为什么冠心病患者要避免大笑？

古语都说"笑一笑十年少"，现代医学也认为，笑对人们的健康长寿也是有益的，故一般我们喜欢祝人"笑口常开"，但对于冠心病患者来说，大笑却无益。因为大笑使得交感神经兴奋，血中儿茶酚胺增加，呼吸频数，血液循环加速，脉搏加快，血压增高，心脏耗氧量增加，同时容易引起冠脉痉挛或者动脉粥样硬化斑块破裂而诱发心绞痛，甚至急性心肌梗死。而且冠心病患者多伴有脑血管疾病，大笑可诱发脑栓塞、脑出血，甚至出现"猝死"。自古至今，由于过度兴奋大笑不止而致命的屡见不鲜。因此笑要笑得适度，尤其是患有冠心病的老人，宜微笑，切不可大笑。

冠心病患者可以拔牙吗？

无论对于心绞痛或者陈旧心肌梗死患者，类似拔牙这样的局麻手术，一般均可耐受，但应该注意以下几点：①拔牙时机的选择。冠心病患者拔牙的时机不仅要考虑牙病情况，还要考虑冠心病情况。反复发作心绞痛患者，应该经内科控制症状后再行拔牙。急性心梗或者不稳定型心绞痛患者要尽量避免在急性期拔牙，一来此类患者需要抗血小板和抗凝，术中易出血；二来疼痛刺激可诱发心衰或者心肌梗死。必要时可在严密监测的情况下行拔牙手术。②拔牙前充分准备。拔牙前需保持良好的睡眠和休息，患者应熟悉拔牙的过程，以避免过分的紧张。牙科医师术前应仔细交代手术过程，注意告知患者如何配合，以使患者情绪稳定，避免心率和血压的过大波动。同时还应该准备一些速效抗心绞痛药物，如硝酸甘油片等，以备患者心绞痛发作时可及时应用。③术中麻醉时，尽量使用利多卡因；术中尽量少使用去甲肾上腺素止血；避免引起患者心率过快、血压过高。术中医师应动作轻柔，手术操作熟练，尽量减少疼痛、出血和其他损伤。④术前术后积极要预防感染，尤其是合并糖尿病患者抵抗力低下，创面易感染，不易愈合。

得了冠心病可以出去旅游吗？

现在，很多中老年朋友都热衷于旅游，但患有冠心病的人却感到心里很"没底儿"，自己的情况适合出外旅游吗？

一般心功能Ⅱ级以上、近期发作心绞痛及心肌梗死后3~6个月内者不宜远游，尤其要避免爬山、游泳等剧烈或者过于刺激的旅游活动。但冠心病患者在病情稳定的情况下，如心绞痛停止发作3个月以上或心肌梗死病情已稳定1~2年，心功能尚好的情况下，是可以外出旅游的。但旅游时间应选择在温暖适宜的时候，在家属随身陪护下，尽量选乘火车出行。途中注意防寒保暖，预防感冒，避免过度疲劳，保证充足睡眠。避免饮食不洁或过饥、过饱。旅游应以游览观光为主，尽量不参加爬山、游泳等活动量相对较大的项目。随身携带治疗冠心病的药物，尤其是急救药，如硝酸甘油等。旅游途中，要按时服药。

冠心病与性功能异常有关吗？

流行病学资料显示，在心梗发生前67%患者已有性功能障碍表现，冠状动脉搭桥患者中一半以上有勃起功能障碍病史。新近研究表明，勃起功能障碍患者中，多普勒超声显示阴茎血流不正常者其冠状动脉病变、视网膜血管病变及心肌缺血性疾病发生率明显增高。

其实不难理解，动脉粥样硬化是全身性疾病，累及给心肌供血的冠状动脉时，即是冠心病；当累及阴茎动脉时，使得阴茎血流明显受限时即可引起勃起功能障碍。此外冠心病患者多伴有高血压或糖尿病，也会促发阴茎各级动脉的病变，损害血管内皮功能，而影响勃起功能。

冠心病患者的性生活应该注意什么？

性交时由于激动会使心跳、呼吸加快，血压升高，无疑会增加心脏的负担，但历时短暂，一般需要10~15分钟，整个性交过程中所消耗的能量也仅相当于上2~3层楼梯所需的能量，如果患者心脏能胜任上3~4层楼而不出现心悸气促，或诱发心绞痛的话，那么一般就能耐受性交。现在经过多方研究，一般建议冠心病患者经过适当的运动能力测试后，可根据情况逐渐恢复性生活。但应该注意如下几点：

（1）什么时候可以恢复性生活　一般认为心绞痛患者应停止发作2个月后再开始性生活较妥，而急性心肌梗死患者至少4个月，若梗死面积大，有心功能不全者，则禁欲时间要延长到发病后6~9个月较妥。如果患者一直处于心功能不全状态或频繁的心绞痛发作，则要待上述情况纠正和稳定后再考虑性生活问题。

（2）如何预测能否耐受性生活　冠心病康复期患者在恢复性生活之前最好能做一下耐受性试验。一般认为冠心病患者在体力活动或运动后，当心率达到130次/分时无任何不适者，对性生活不必有过多的顾虑；如心率在120~110次/分即可引起心绞痛时，对性生活应略加控制，并在房事前服硝酸甘油预防。有以下情况时应禁止性生活：①心率在110次/分以下，仍有心前区不适、憋气、心慌者。②性交中或性交后感心慌、气憋、咳嗽者。③近月来心绞痛频繁发作者。④半年内有心肌梗死历史者。当然在医生指导下进行心电图运动试验来衡量心脏状况更好。

（3）控制性生活次数　冠心病患者每周性交最好控制在2~3次，频繁的性交影响健康。冠心病患者在疲劳、紧张、情绪太激动时不宜性交；在饭后或饮酒后至少要过2~3小时方可性交；性交前不宜用热水或冷水洗澡，以免影响血液循环和血压；假如在性交时发生心绞痛，应立即停止，当即舌下含化1片硝酸甘油，并停下来休息；女性患者最好不要服用避孕药片，而应采取带节育环或输卵管结扎术避孕。当然上面讲的只是一般原则，对每个患者还应区别对待。

怎样制定心肌梗死患者的康复计划？

在心肌梗死患者的康复过程中，养成良好生活习惯和进行适当的锻炼非常重要，可参考以下几点，根据自己情况制定康复计划。①患者和家属需主动了解冠心病和急性心梗等相关知识，以期在发生急性事件时能采取有效措施。②平时合理安排膳食。合理膳食以降低总脂肪、饱和性脂肪和胆固醇摄入，体重超重者要限制总热量。③参加体力活动和锻炼。现在认为对心肌梗死患者无限期地限制体力活动，容易导致并发症，并阻碍患者的康复；而早期开始、逐步增加的运动被纳入正规的心脏康复计划。运动的形式可以多种多样，可根据自己的喜好、气候环境和其他条件选择合适的项目，一般开始的时候可采取运动量较小的活动，如养花种草、气功和生活自理等；逐渐过渡到散步、太极拳、骑自行车等，最后根据情况可进行游泳、慢跑、快走等活动。此外，康复活动中应该达到一定的心率值，活动量太低不利于心脏功能恢复，活动量太大又增加心脏负荷。心梗患者康复锻炼心率应该在出院前由医生辅助制定。④吸烟者应戒烟。吸烟可能诱发冠状动脉痉挛、血小板聚集，降低冠状动脉及侧支循环的储备能力，这些可使冠状动脉病变加重，易再次诱发心肌梗死。⑤积极控制血糖、血压和血脂等。⑥坚持药物治疗，定期进行心内科随访。

心肌梗死后长期卧床有什么害处吗？

心肌梗死是中老年人的常见病之一，一旦发生会使患者产生焦虑、恐惧的心理。有些患者病情稳定出院后仍精神紧张、惧怕活动，整天卧床休息。实际上适当活动可以促进血液循环，有利于心脏侧支循环的建立，有利于心功能的恢复。而长期卧床对患者恢复极为不利。长期卧床的并发症多，容易形成深静脉血栓，甚至肺动脉栓塞；长期卧床将使患者原始体力活动逐渐丧失，引起肌肉的失用性萎缩；长期卧床会明显降低生活质量，影响患者生活的积极性，极大影响患者进一步康复乃至整体身心健康。

发生过心肌梗死还能参加工作和劳动吗？

患过心肌梗死后，坏死心肌逐渐瘢痕化，心功能或多或少会有所影响，但这也并不意味着心梗后患者就残疾了而永远不能工作。心肌梗死后患者是否可参加工作和劳动，应视患者心梗面积、部位、心功能受影响程度和工作、劳动强度等而定。事实上，有相当多的心肌梗死患者经有效治疗后，心肌梗死面积不大，未合并明显并发症，心功能仍然可以恢复到病前的状态。这些患者在心肌梗死后3个月左右就可恢复轻微工作。即使有的患者梗死面积较大或在急性期合并了某些并发症，但只要恢复得很好，病情稳定，无心绞痛、胸闷和气促等不适症状，半年后仍可参加一般的社会活动及适当的工作。但心肌梗死病后再梗或心衰发病率明显升高，因此要定期到医院检查，尤其是第一年。此外参加劳动也要注意，切不可过度劳累，如有病情变化，要及时到医院就诊。

已经发生心力衰竭的冠心病患者生活中要注意什么?

心力衰竭的治疗原则是:治疗原发病、消除诱因、改善心功能和加强护理。对已经发生心力衰竭的冠心病患者来说,日常生活也应该从这方面予以注意:①应该规范地治疗冠心病。②保持起居有规律,合理配备饮食,通常食物应选择富含必需氨基酸的优质蛋白,避免高热量饮食,控制盐量摄入。保持大便的通畅,避免便秘时过度用力。③维持室内温度恒定和通风,预防呼吸道感染。呼吸道感染可诱发心力衰竭。④做好心理调节、提高自控能力。避免情绪沉闷,精神压力过大可增加心脏负担,加重心力衰竭。根据心脏功能情况,适当活动和锻炼。⑤自身监测。平时注意观察自己脉搏、血压、面色、尿量、体重的变化和水肿情况。当出现心慌、呼吸困难、不能平卧、浮肿、尿量减少或者一天之内体重增加1000g以上时,应立即去医院就诊,以便医生调整治疗方案。⑥坚持服药,不随便停药、减药。⑦定期随访。心衰的治疗是一个长期的过程,病情稳定时每隔2周左右即至心衰门诊就诊,定期做超声心动图、心电图等检查,并调整药物应用。

冠心病患者需要服营养保健品吗,怎样挑选适合的保健品呢?

冠心病患者经过调节生活饮食习惯,并经规范的药物治疗,可适当服用营养保健品。对于冠心病患者,较合适的保健品包括以下几类:①维生素类。维生素为人体所必需,胡萝卜素和维生素C具有抗氧化的作用,能够影响心肌代谢,增加血管韧性,使血管弹性增加,降低血脂。维生素E具有动脉保护作用。②菌藻类保健品。很多菌藻类物质均有抗氧化、降低血脂的作用,冠心病患者可适当使用。③海鱼油类。海鱼油中富含二十碳五烯酸和二十二碳六烯酸,有明显的降血脂作用。④微量元素类。镁可以影响血脂代谢和血栓形成,促进纤维蛋白溶解,抑制凝血或对血小板起稳定作用,防止血小板凝聚。铬能够增加胆固醇的分解和排泄。科学家认为锌/铜比值可影响血清胆固醇的含量。近年的研究表明，膳食中的钙含量增加，可预防高血压及高脂膳食引起的高胆固醇血症。因此冠心病患者可选用一些富含此类微量元素的保健品。

不过值得指出的是，即使是经精心选择、合适的保健品，也不能取代用于治疗冠心病的药物，也不能使用保健品后就忽视了生活习惯的改变对冠心病防治的作用。目前，国际上冠心病诊疗指南都没有推荐使用保健品防治冠心病。

附　录

附录一

如何防治冠心病

陈灏珠

问：冠心病是现在最常见的一种心脏病而且多见于中、老年人，这是一种什么样的心脏病呢？

陈：冠心病是冠状动脉粥样硬化性心脏病的简称，指由于冠状动脉发生了粥样硬化，引起血管腔狭窄甚至闭塞，导致由它供血的心肌血量不足（心肌缺血）甚至坏死（心肌梗死）的一种心脏病。这一简称是 1972 年全国防治肺心病、冠心病、高血压病座谈会决定采用的。用 3 个字来代替 12 个字的命名，方便医生和患者使用。

不过从 12 个字简化为 3 个字后也有个缺点，就是未能表达出这种心脏病是由于动脉粥样硬化累及冠状动脉所引起。但话又得说回来，绝大多数患者的冠状动脉病，患的就是动脉粥样硬化，所以用冠心病这一简称来代替冠状动脉粥样硬化性心脏病还是合适的。

问：那么什么是冠状动脉呢？

陈：冠状动脉是将血液供给心肌的血管，它从主动脉的根部发出有左、右两支，左侧一支发出后经约 1 厘米长的一段（称为左主干）后分为两支，连同右侧的一支，这 3 支冠状动脉先分布在心脏的表面，然后再发出分支进入心肌，把血液从主动脉带到心肌。冠状动脉在心脏表面分布的形态像古代欧洲帝王戴的皇冠，因此被称为冠状动脉。

在各种动脉中冠状动脉是较小的动脉，属于肌性动脉。它们的管壁由内膜、中膜和外膜 3 层结构组成。内膜有单层内皮细胞和内皮下层，后者为薄层结缔组织，含有胶原纤维、基质和少量平滑肌细胞。中膜有 10~40 层平滑肌细胞，被胶原纤维、弹力纤维和糖蛋白所环绕。外膜主要有胶原和糖蛋白还有少量的成纤维细胞和柱细胞。此外，内膜和中膜之间有内弹力板，中膜和外膜之间有外弹力板把它们所隔开。

问：那么冠状动脉怎么会发生动脉粥样硬化的呢？

陈：在正常情况下，动脉内膜非常光滑，保证血液能在动脉中畅通地流动。但当它的内皮细胞受到损伤，尤其是在脂肪物质代谢同时发生异常时，血液中的脂肪物质就被巨噬细胞带到并且沉积于内膜下，并随年龄增长，逐渐形成脂肪条纹。随着病变进展，内膜下沉积的脂肪物质越来越多，就会形成脂质池（或称脂质核心），同时中膜的平滑肌细胞增生，内膜纤维组织增生，共同形成斑块。斑块凸入血管腔使管腔狭窄，管壁增厚变硬，失去原有的弹性，使通过的血流量减少，引起心肌缺血就可发生心绞痛。斑块肉眼看上去像粥一样，所以称为粥样斑块。纤维组织盖在斑块表面称为纤维帽。如果纤维帽较厚，而脂质池较小，这种粥样斑块是稳定的；如果纤维帽较薄或有钙化，而脂质池较大，这种粥样斑块就不稳定了，它容易糜烂或破裂，使血液进入斑块与脂质等接触，形成血栓。后者使血管腔进一步缩小，甚至完全堵塞，血液不能通过，心肌没有血液供应就会坏死，这就是心肌梗死。以上扼要地谈到冠状动脉粥样硬化的发生过程，这个过程是缓慢的。有许多因素会促使动脉粥样硬化的发生和发展，其中主要有年龄增长、男性、高血脂、高血压、高血糖、吸烟、肥胖、血同型半胱氨酸增高、遗传因素等危险因素。当冠状动脉粥样硬化发展到影响心肌的血液供应时，就发生心脏病，这就是冠心病。

问：得了冠心病会有什么感觉呢？

陈：得了冠心病之初，冠状动脉已经狭窄，心肌的血液供应已经减少，心肌有些缺血了，但患者不一定有不适的感觉，医师通过心电图、心肌核素灌注或超声心动图等检查可以发现心肌缺血的证据，这种冠心病称为无症状的冠心病或无症状的心肌缺血。心肌缺血最常引起的症状是心绞痛：患者在劳累、情绪激动、饱餐、受寒、快步或逆风行走、爬楼梯、连续抽烟或心动过速时，会感觉胸前部正中胸骨后部有压榨性、收紧性的疼痛或有胸闷、烧灼的感觉，可伴有出冷汗、面色苍白、恶心、呼吸困难等不适，患者被迫就地休息或舌下含服硝酸甘油片，疼痛可在 2~5 分钟后缓解。这就是心绞痛型冠心病。它是冠心病中最常见的类型，这时心肌已经缺血，但心脏仍能应对患者平时活动的需要，平时患者尚无感觉，但当劳累、情绪激动等，使心脏负担增加、心肌需氧量增加时，心肌缺血加重，于是就出现上述这些症状。

问：您刚刚说了两种类型的冠心病，冠心病是有多种类型吗？

陈：是的，有。冠心病还有 3 种类型，它们是心肌梗死型、缺血性心肌病型和猝死型冠心病。

心肌梗死型冠心病是由于冠状动脉完全被血块（血栓）或粥样斑块所堵塞，由它供血的心肌没有了血液供应，23~30 分钟后少数心肌细胞开始坏死，1~2 小时后多数心肌细胞坏死所致。它引起与心绞痛类似的胸痛，但更严重，持续时间长达 30 分钟以上，含服硝酸甘油效果不明显。可伴有烦躁不安、出冷汗、恐惧或濒死感觉、恶心、呕吐、腹胀、血压下降甚或发生休克、心力衰竭。心肌梗死型冠心病的后果很严重，如不及时救治，患者可因严重心律失常、休克或心力衰竭而死亡。缺血性心肌病型冠心病指由于冠状动脉狭窄逐渐加重使心肌长期缺血而发生纤维化或反复发生小块的心肌梗死、愈合后形成大片心肌纤维化，最终导致心脏扩大、心力衰竭或心律失常，其临床表现类似扩张型心肌病，故称为缺血性心肌病型的冠心病。猝死型冠心病是冠心病中最为凶险的类型，多因患者发生严重心律失常而心脏骤停，或发生大面积的心肌梗死而心力急性衰竭或心脏突然破裂所致，发病后如未能及时救治将迅速死亡。

问：哦！原来冠心病虽是一种病却还有这样 5 种类型，看起来冠心病是蛮复杂的一种病呢！

陈：是的。我再说一遍冠心病有 5 种类型，即无症状型、心绞痛型、心肌病型、心肌梗死型和猝死型。近年临床医师为及时采取针对性的治疗措施以提高治疗效果，又将这 5 种类型归纳为急性和慢性两大类：

①急性冠状动脉综合征。包括急性心肌梗死、不稳定型心绞痛和猝死。病情危急需要紧急救治。

②慢性心肌缺血综合征。包括稳定型心绞痛，无症状型和缺血性心肌病型冠心病。病情不那么危急，但需要长期耐心治疗。

　　问：那么得了冠心病怎样治疗呢？

　　陈：如果您身体一向是健康的，但在例行的体格检查中被检查出有心肌缺血的证据，或者您近期发生类似上面我谈到的心绞痛的症状，那就要到医院心脏内科去就诊，让医师明确您是否患了冠心病。没有心内科的医院，可以去看内科医师，有些三级医院还设有"胸痛门诊"，专门接诊患胸部疼痛的患者。医师会明确患者是患什么病引起的胸痛，再给予针对性的治疗措施。针对冠心病的治疗有治标和治本两个方面。急则治其标，即尽快缓解或消除由于心肌缺血所引起的症状，特别是它所引起胸痛的对症治疗。以治疗最常见的心绞痛型冠心病为例，心绞痛发作时治疗的重点就是：①首先让患者停止体力活动或平复情绪，坐着或躺着休息，以减少心肌血液的需要，一般患者症状即可减轻或消除，如不消除，随即用药物扩张狭窄的冠状动脉，增加冠状动脉的血流，扩张周围血管，减轻心脏负担。最常用的药物是硝酸甘油片，0.3mg 或 0.6mg 咬碎置于舌头下面，让它被口腔黏膜吸收，1~5 分钟即发挥作用，大约维持 30 分钟。副作用有头胀、头痛、心跳加快，初次用药宜剂量减半，以避免或减轻副作用，患青光眼者不宜用。也可选用硝酸甘油喷雾剂喷于口腔黏膜或舌下 1~2 次。还可选用二硝酸异山梨酯片 5~10mg 舌下含用，2~5 分钟见效，维持时间可达 2~3 小时。②然后用长效的硝酸酯类制剂口服以维持疗效预防发作，如单硝酸异山梨酯 20~50mg，1~2 次 / 日，二硝酸异山梨酯 5~20mg，3 次 / 日，长效硝酸甘油片（戊四硝酯）2.5mg，每 8 小时 1 次。还可用硝酸甘油皮肤贴片（含 5~10mg），贴于胸前或上臂皮肤上以防夜间心绞痛发作。防治心绞痛的药物还有：β 受体阻滞剂如美托洛尔 12.5~50mg，2 次 / 日，阿替洛尔 12.5~25mg，2 次 / 日，比索洛尔 2.5~10mg，1 次 / 日等，本类药可与硝酸甘油类药合用。钙拮抗剂如维拉帕米 80mg，3 次 / 日，地尔硫草 30~90mg，3 次 / 日，氨氯地平 5~10mg，1 次 / 日等，本类药物也可与硝酸酯类药合用。③如果药物治疗的效果不够满意就要进一步做选择性冠状动脉造影或做冠状动脉内超声检查或光学相干断层成像，深入了解冠状动脉病变特别是狭窄的情况，考虑施行"心肌血运重建术"，就是施行手术治疗打通狭窄处以增加心肌的血流供应，它包括"介入治疗"和"搭桥手术"治疗。介入治疗是对患者创伤性小的微创性手术治疗，主要由心内科医师操作，方法是穿刺大腿股动脉或前臂桡动脉，将一根指引导管送到冠状动脉开口处，进行选择性造影确定病变情况后，将一根极细的导丝通过导管送入冠状动脉狭窄段达到其远端，顺导丝将一根带球囊的导管送到狭窄部位，加压扩张球囊撑开狭窄段，再将另一根球囊导管带上选定的裸金属支架或药物洗脱支架送到狭窄处加压扩张球囊，使支架张开紧贴于血管壁上，然后收缩球囊撤出导管。搭桥手术是创伤性手术，由心外科医师操作。取下一段大隐静脉，开胸将其一端接在主动脉上，另一端接在狭窄的冠状动脉的远端，使主动脉的血液绕过狭窄的冠状动脉段流到冠状动脉不狭窄处供血给缺血的心肌。或游离左乳内动脉的远端，将其缝合在冠状动脉（一般是左前降支）狭窄处的远端，供血给该处缺血的心肌。无论是介入治疗或搭桥手术，手术如果成功，术后缺血心肌的血流立即得到恢复或改善，往往心绞痛立即缓解，患者高兴，医生也高兴。过去有一段时期患者和医生都以为心绞痛的治疗就此解决了。但其实这两种治疗方法虽然很有效，但仍然是治标的方法。

问： 它们的疗效这样好为什么您说仍然是治标的方法呢？

陈： 前面我提到过冠心病是冠状动脉患上动脉粥样硬化所引起，因此治本的方法应该是治疗动脉粥样硬化并防止其发展。搭桥手术所搭的"桥"其实是绕过粥样硬化病变并未触动它，介入治疗虽然把粥样硬化所引起的狭窄加以扩张，并用支架撑住维持其扩张状态，但粥样斑块仍然存在。介入治疗安置裸金属支架的患者半年后有 20%~30% 发生支架内再狭窄，安置药物洗脱支架的患者，1 年后有 4%~10% 发生再狭窄，晚期少数患者支架内也会有血栓堵塞。用静脉施行搭桥手术的患者，术后 10 年大约 50% 的"桥"会因发生粥样硬化而闭塞，而用动脉施行搭桥手术的患者则畅通良好。

问： 明白了。改善甚至消除了心绞痛症状，只说明心肌的血液供应得到改善，对冠状动脉的粥样硬化的本身其实并未得到治疗。那么该怎么办呢？

陈： 患者要和医师密切配合，积极并坚持进行防治动脉粥样硬化的治疗。①抗血小板治疗。长期服用小剂量的肠溶阿司匹林，每日 75~100mg，防止血栓的形成，避免发生血管阻塞或支架阻塞而引起心肌梗死。不能耐受阿司匹林或有阿司匹林抵抗的患者可用氯吡格雷 75mg 每日 1 次替代。事实上目前对介入治疗后的患者，医师都主张两药同时应用，即所谓双联抗血小板治疗，而且氯吡格雷至少服用 1 年。②调脂药物治疗。积极控制高脂血症，用他汀类药物降低总胆固醇和低密度脂蛋白胆固醇，用烟酸类药物降低脂蛋白 a 和升高高密度脂蛋白胆固醇，用贝特类药物降低甘油三酯。调脂药物对粥样斑块的消除作用虽然轻微，但可降低患者发生心血管意外的危险，延缓"静脉桥"血管发生粥样硬化的进程，他汀类药物还有稳定斑块、抗炎和抗血栓作用，所以常成为医师的首选降脂药，其剂量由医师决定，宜在睡前服用，服用期间宜定期查肝功能和血肌酸激酶水平。③ β受体阻滞剂治疗。β 受体阻滞剂除有抗心绞痛作用外，还可改善心肌梗死、心绞痛和心力衰竭患者的生存率。但它们可引起支气管痉挛、脂代谢异常、对心力衰竭的患者宜在病情稳定后再用。④钙通道阻滞剂治疗。钙通道阻滞剂除有抗心绞痛作用外，也降低死亡率、心肌梗死的发生率，有心力衰竭者不宜用。其中硝苯地平类宜用长效的制剂。⑤血管紧张素转换酶抑制剂或血管紧张素受体阻滞剂治疗。主要用于治疗高血压和心力衰竭，对高危的冠心病患者可降低死亡率、心肌梗死和脑卒中的发生率。⑥治疗高血压。对同时患高血压的患者要积极治疗高血压，力争血压降到 140/90mmHg 以下，达到控制高血压的目标。⑦治疗糖尿病。对同时患糖尿病的患者要积极治疗糖尿病，使血糖水平控制在正常范围。⑧控制饮食。膳食总热量限制在标准以内，避免肥胖或超重。减少饱和脂肪酸和糖类的摄食，增加水果、蔬菜、豆类和纤维的摄入。脂肪摄入量不超过总热量的 30%，其中动物性脂肪（饱和脂肪）不超过 10%，因此炒菜宜用不饱和脂肪（主要是植物油）。胆固醇每日进食不超过 250~300mg，酒和蔗糖以及含糖饮食应予以限制。红葡萄酒曾被认为适量饮用可有升高高密度脂蛋白胆固醇和抗氧化等作用，但长期大量饮酒会引起其他问题，因此不宜提倡。同时患高血压的患者要控制每日盐的摄入量少于 5 克。⑨调整生活方式。树立乐观的生活态度，保持愉快的工作心情，注意劳逸结合，处事胸怀开阔。进行适当的体力活动，其强度根据原来的活动习惯，身体的状况和心脏功能来决定。宜循序渐进，以不过多增加心脏负担和不引起不适感为妥。老年人以散步为主，每日 6000~10000 步。可分次进行，也可做保健操、打太极拳等。戒烟。上述这些治疗措施会起到预防动脉粥样硬化发展的作用，但必须持之以恒才能见效。

问：刚才您详细介绍了稳定型冠心病的治标和治本的方法，那其他类型冠心病的治疗是否也是一样的呢?

陈：治标的方法随着病情的急慢有所不同，治本的方法则基本是一样的。再举心肌梗死型冠心病的治疗为例。前面已经谈到过，心肌梗死是由于冠状动脉被粥样斑块或血栓完全堵塞使心肌无血液供应而坏死所致。这是一种需要紧急治疗的疾病，需要将堵塞处尽快打通，重建该处冠状动脉的血流，挽救濒临坏死的心肌，从而挽救患者的生命："时间就是心肌，时间就是生命"。目前首选的治疗方法就是立即施行介入治疗、溶解血栓治疗或搭桥手术治疗。不论原来是否被诊断过患有冠心病，凡突然感觉类似心绞痛的胸痛患者，疼痛时间超过 30 分钟、休息或含服硝酸甘油后疼痛仍然持续，尤其伴有出冷汗、胸闷、呼吸急速、心跳增快、血压下降者，就应立即到医院的急诊室就诊，由医师根据病情、采血作心肌肌钙蛋白和心肌酶检查，以及心电图检查，判断是否患急性心肌梗死，如果是就要在起病 12 小时之内施行心肌血运重建治疗。由医师根据患者情况和医疗条件判定选择哪一种血运重建措施。有严重的出血或者是凝血功能障碍的患者，如血小板明显减少的患者，因为支架置入后还需要长期抗凝治疗，这类患者往往不能耐受，也就不适合进行冠脉介入治疗了；血管病变弥漫的患者，需要放置的支架过多，因此不适合介入治疗，需要行冠脉搭桥。溶栓治疗适用于：从发病到住院短于或等于 3 小时，无条件或不能及时作介入治疗，就诊至能扩张血管时间估计会超过 90 分钟。溶栓药物选用组织型纤维蛋白溶酶原激活剂或其衍生物、尿激酶和链激酶或其衍生物等。溶栓后继续用抗凝血药治疗。急诊搭桥手术适用于：溶栓或介入治疗后仍有持续或反复胸痛，冠脉造影显示病变不适宜于介入治疗，有室间隔穿孔、乳头肌功能不全引起的二尖瓣反流并发症。20世纪上半叶急性心肌梗死患者入院后进行常规治疗，其病死率约为33%，20世纪70年代以后普遍建立监护病室，密切监护急性心肌梗死患者，及时发现并处理各种并发症，使其病死率降低至15%左右；20世纪80年代以后应用溶栓治疗，病死率进一步降低至8%左右；现在及时应用介入治疗，病死率已降至4%左右。而越早施行心肌血运重建，其效果越好，病死率越低。

心肌血流重建对动脉粥样硬化本身没有治疗作用，应该算是治标的办法。但对挽救濒临坏死的心肌来说却起到治本的作用，心肌不坏死生命也就得以挽救。随后和治疗心绞痛患者一样继续采取防治动脉粥样硬化的措施，包括抗血小板、抗凝血、抗心肌缺血、抗高血压、调整血脂、控制饮食、戒烟限酒、适当体力活动等措施防止再发生心肌梗死，控制和改善动脉粥样硬化病变的发展。

问： 动脉粥样硬化是否能够治愈，冠心病是否能够治好呢？

陈： 冠心病能否治好取决于动脉粥样硬化能否治愈。根据目前的医学水平，要把动脉粥样硬化消除，或是说把动脉的粥样硬化病变处逆转到没有粥样硬化病变，还不可能。曾有过用外科手术切除粥样硬化病灶或用介入治疗切下吸出、激光消融斑块的办法，但斑块仍会再长出来。现有的证据表明，经过长时间的治疗，粥样硬化病变会有一些逆转的迹象。这是由于它的形成是缓慢的，它的消退也很缓慢。既然它的治疗效果不尽如人意，预防它的发生就显得重要。预防粥样硬化要积极消除引起粥样硬化的危险因素，前面我已经谈到过一些主要的危险因素，除了年龄增长、男性、遗传因素无法干预外，其他都应该加以干预。采取健康的生活方式，包括控制饮食、注意劳逸结合、保持乐观的情绪、适当和有规律的体育活动、戒烟限酒；积极治疗高脂血症、高血压和糖尿病；长期应用抗血小板药物。事实上，冠心病在我国原来是少见的心脏病，20世纪50年代时在住院心脏病患者中仅占第5位，20世纪80年代以来才超过风湿性心脏病成为最常见的心脏病，现在更是越来越多了。什么原因呢？主要是改革开放以来，随着我国经济发展，生活水平提高，感染性疾病得到控制，人民寿命延长，人口老龄化，使得具有冠心病危险因素的人增多有关。因此回归到健康的生活方式，大力干预危险因素，冠心病是会减少的。这需要患者和医师的长期合作，共同奋斗才能达到。愿大家一起努力！使风湿性心脏病减少了而冠心病却增多了这种局面转变为风湿性心脏病减少的同时冠心病也减少。

焦虑抑郁不利于心脏健康

李广智

情绪易引发心血管事件

情绪容易诱发心绞痛和急性心肌梗死。抑郁与冠心病的关系研究结果提示，持续严重的抑郁情绪是引发心血管疾病的一个危险因素。对有冠心病史的患者来说，是否伴有抑郁情绪对其预后的影响具有更加重要的意义。近年来的冠心病合并抑郁症研究结果显示，两者合并发生的患病率在19%左右。抑郁包括抑郁状态与重度抑郁，均会增加冠心病患者的并发症与死亡率。抑郁是冠心病病理生理进展中的一个独立的高危因素，而并非只是患病后继发的情感反应，研究表明急性心脏病前的疲惫和抑郁往往是一些潜在病毒活动及冠状动脉炎症的表现。社会交往少、人际关系差、缺乏社会支持等因素常常影响冠心病患者的情绪，也可以成为引发冠心病患者的心肌梗死的危险因素。

抑郁症是患心脏病的前兆

美国著名的Mayo诊所的健康期刊最近发表报告指出，抑郁症在心脏病患者中的发病率要高于那些没有心脏病的人。1/3的心脏病患者曾经出现过抑郁症的相关症状，而在正常的成年人中，这一比例仅为1/20。研究还发现，抑郁症其实也是预示某人患有心脏病的一个前兆。在一项对绝经后女性进行的研究中，调查人员发现，那些出现过抑郁症状的被调查者即使以前从未有过心脏病史，其日后患上心脏病或是因此病而死亡的概率，也会比没有出现过抑郁症状的同伴高出50%。

抑郁症可以导致人体血压升高、心律失常，还会使人体内应激激素的分泌水平呈现出长期居高不下的状态，而这会加大心脏的工作负担。

Mayo诊所女性心脏门诊部负责人沙罗妮·海耶斯博士说："即使你以

前从未得过心脏病，但如果你的情绪长期萎靡不振的话，那你日后患上心脏病的危险就会有所增加。需要进一步指出的是，对于那些有过抑郁症病史的人来说，一旦他们患上了心脏病，则会更容易出现反复发作的现象。"

负性情绪对心脏病的影响包括两条途径

焦虑、抑郁、紧张、颓废与恐惧是引发冠心病主要的负性情绪。冠心病起病急骤、临床经过凶险和预后不佳等，令患者担心自己随时可能再次发作而死亡，因而对生活失去信心，对自己的病情焦虑不安、忧心忡忡，他们的生活欲望减弱，工作进取心下降，疏远亲朋，甚至远离社会人群，进而产生悲观厌世的思想，前瞻性调查显示，长期处于敌对、抑郁或焦虑情绪的人更容易发生心脏病或高血压（Weidner 和 Mueller.1999），负性情绪对心脏病的影响包括两条途径：①当人们处于负性情绪时更易采用不健康的生活方式；②负性情绪会产生生理变化从而增加对心脏病的易感性。

心脏与心理因素的关系

冠心病（冠状动脉粥样硬化性心脏病）与心理因素息息相关。中医古籍中提到"七情"（喜、怒、忧、思、悲、恐、惊），是七种正常的情绪反应，如突然的、剧烈的或长期的精神刺激，情绪反应过于强烈或持久，则七情过度，就会影响内脏功能，使气血调节功能紊乱而致病。在现代社会与心理社会因素有关的疾病显著增多，不少学者提出医学模式应从生物医学模式向生物-心理-社会医学模式转变。由心理因素引起的身体疾病，谓之心身疾病，如冠心病就是一种心身疾病。

冠心病的发生与人的性格有关，性格是一种复杂的心理因素。美国学者最早提出冠心病和心理因素的关系，将人的性格分为A型和B型，A型性格表现为急躁，易惹激冲动，缺乏耐心，有强烈的时间紧迫感，争强好胜等；B型性格为从容不迫，耐心容忍，不争强好胜，会安排作息。A型性格容易患冠心病，是B型性格的3倍，甚至更高。

良好的心态，让你远离疾病

心态决定命运。心态好的人，即使身处绝境，也饱含希望。南非总统在就职时接受采访。记者说，被囚牢笼的人，白天看到四面墙壁，晚上看到漆黑一片。请问，您有这种感受吗？曼德拉笑答：透过铁窗，白天我看到蓝天白云，夜晚我看到明月皎洁、繁星满天！积极心理学认为：只要心中充满阳光，人间处处都是天堂！"吃素菜，彼此相爱；强如吃肥牛，彼此相恨。设筵满屋，彼此相争；不如有块干饼，大家相安。"拥有一个良好的心态，可以让你身心健康，远离疾病。

陈灏珠院士谈冠心病的昨天、今天和明天

周俊 李广智

冠心病是危害人类健康的一个主要的非传染性疾病。就全球范围而言，近半个世纪以来，心血管病已成为威胁人类生命和健康的"第一杀手"，而冠心病是其中最重要的"罪魁"。据统计，1996年全世界有720万人死于冠心病，占全球死亡人口总数的14%。早在1969年世界卫生组织就已宣布冠心病是最常见的流行病。冠心病在许多发达国家被喻为"时代的瘟疫"，占人口死亡原因的第一位，在包括中国在内的一些发展中国家里发病和死亡人数也在逐渐增加，并迅速向发达国家靠拢。因此，关心、了解和预防冠心病关系到每一个人，尤其是每一位中老年人的健康与幸福。

冠心病的昨天

动脉粥样硬化和冠心病古已有之，伴随着人类发展的历史。考古发现，在公元前15世纪（约3500年前）的古埃及人木乃伊中就已发现有动脉粥样硬化病变。我国长沙马王堆汉墓约在公元前168年（约2170年前）死亡的女尸被发现有冠状动脉粥样硬化。早在约2500年前我国经典医书《黄帝内经》中就有关于"心痛"和"真心痛"的记载："心病者，胸中痛、胁支满、胁下痛、膺背肩胛间痛、两臂内痛"，"真心痛，手足青至节，心痛甚，旦发夕死，夕发旦死"。生动描述了心绞痛和心肌梗死的临床表现。1768年Heberden在西方文献首先描述了心绞痛的临床表现："患者在步行时（尤其上坡和饭后立即步行时）胸部出现疼痛和极度不适感觉，如增剧或持续存在有威胁生命之感，但如患者立定则所有不适消失。"随后同年代的Parry、Jenner、Fothergill发现心绞痛患者冠状动脉有硬化病变。1912年Herrick在西方文献首先报道冠状动脉血栓形成（心肌梗死）的临床表现，强调冠状动脉血栓形成并非经常引起死亡。

人类的历史同时也是不断认识疾病，与疾病做斗争的过程。伴随着科

技的大发展，20世纪人类对冠心病的研究有了巨大的进展。浸润－结合学说、损伤－应答学说、单克隆学说、细胞株衰老学说等诸家学说大大推动了该病发病机制的研究。1973年，Brown和Goldstein阐明了胆固醇新陈代谢规律和动脉粥样硬化的机制而获1985年诺贝尔生理学或医学奖。冠心病的诊断方面，1903年Einthoven发明了用弦线式心电流计记录心电图的心电图机，成为心脏疾病诊断学上的一个里程碑，并获得1924年度诺贝尔生理学或医学奖；1909年Bousfield出版《心绞痛的心电图表现》专著；1934年Wilson研究出应用胸前导联记录心电图，冠心病的心电图诊断逐渐成为可能。1938年Master等提出了二级梯运动试验，开创了心电图负荷试验诊断技术；20世纪80年代后开始的分级运动试验，使该项技术成为冠心病的常用诊断方法。1956年心导管检查技术的推广者Cournard和Richard以及发明者Forssman被授予诺贝尔生理学或医学奖，以表彰他们发明心导管术和用以查出循环系统的病理生理变化。1959年Sones设计一种心导管从上肢动脉逆行送入主动脉根部进行选择性冠状动脉造影，1967年Judkins设计两种心导管从下肢动脉逆行送入主动脉根部，然后进入左、右冠状动脉口行选择性冠状动脉造影，成为最佳的诊断冠状动脉病的有创性诊断方法。冠心病治疗方面：1952年Johnson首次在动物实验中应用静脉注射链激酶进行溶栓获得成功，1958年Sherry首先将该溶栓法应用于临床，1960年Boucek则开始使用冠脉内注射直接溶栓法治疗心肌梗死；1954年Murray应用胸廓内动脉架桥到冠状动脉获得成功，促进了冠状动脉旁路手术的发展。1964年，Garret首次将大隐静脉移植于主动脉与冠状动脉狭窄段的远端之间，成为最常用的冠状动脉旁路手术；1970年Smith发现应用阿司匹林可阻断前列腺素合成，大大拓展了阿司匹林的临床用途，发挥其抑制血小板功能的作用使阿司匹林成为预防和治疗冠心病的一种重要药品。人类依靠自己的智慧和不懈努力使冠心病逐渐成为一个可预防、可确诊、可治疗的疾病。

冠心病在20世纪20年代之前仍属于临床上比较少见的疾病，而30年代以后临床诊断逐渐增多，50年代以来在一些国家中逐渐流行，60年代末达到一个高峰，在经济发达的国家中成为最严重的健康问题。这与临床诊断水平的提高有一定关系，但最重要的因素是伴随经济的发展，人类生活水平提高和生活方式发生了改变。

翻开20世纪的历史，从全世界范围看，冠心病的流行在世界各国呈现不同的类型，总体来说在北美和绝大多数西欧国家在迅速上升后都呈下降趋势，而东欧国家却在近几十年来上升速度惊人，发展中国家中冠心病作为主要死亡原因正在出现。我国冠心病的发病率在改革开放之前增加速度并不太快，而后，呈现加速上升的趋势。据卫生部统计，1984~1988年我国城市冠心病死亡率增长13.5%，农村增长22.8%，而1988~1996年，8年内我国城市冠心病死亡率又增长53.8%，农村增长40.4%。这个趋势一方面与我国卫生事业的发展，使许多疾病尤其是传染病得到遏制，人民平均期望寿命增长有关，另一方面也与居民生活节奏增快，工作压力增加，饮食成分改变等致冠心病的危险因素增多，以及预防干预措施不够得力有密切关系。进入21世纪，我国冠心病的流行能否得到有效控制，不再重现西方国家冠心病发病、死亡的高峰，是对我国政府、社会和医学界的一大考验。

冠心病的今天

目前的研究发现，冠心病是一个与遗传有关的多因素导致的疾病，因此医学上一般把冠心病的致病因素叫作危险因素或易患因素。研究人员发现冠心病可能的危险因素不下200种。最主要的危险因素有年龄增长、性别差异（男性更易患）、吸烟、高脂血症、高血压、糖尿病和胰岛素抵抗、肥胖，如果后4种危险因素同时存在，我们就称之为代谢综合征，它是患冠心病高度危险的信号。同时有几种危险因素的人患冠心病的可能性比普通人要高几倍甚至几十倍，他们是患冠心病的高危人群。我们都有这样一个体会，在以前，大家都在为吃饭穿衣发愁的时候，这样的高危人群似乎并不多见。而今天，对比自己和周围的人，我们不难发现同时身负几项危险因素的人已比比皆是，有些甚至还是很年轻的朋友。

有幸的是，与几十年前相比，今天我们对冠心病的诊断技术也大大提高了，医师做出冠心病的诊断已不再困难。心电图是诊断冠心病心肌缺血最常用的无创性方法。现在普遍采用的是12导联心电图，有时候也采用18导联的，如果在静息状态下没有检查到心肌缺血，还可以进一步做动态心电图或负荷心电图检查。发生心肌梗死的患者可以通过心电图确定发生梗死的部位、范围和时间。用放射性核素显像诊断冠心病近些年来也得到了发展，目前有单光子发射心肌断层显像、正电子发射心肌断层显像和心脏血池造影，可用来反映心肌缺血坏死、心脏增大、室壁运动异常和代谢变化等。超声心动图也是最常用的方法之一，能简便迅速地测定心腔结构、室壁运动和心脏射血功能。X线计算机断层显像包括超高速CT和多排螺旋CT，以及磁共振显像（MRI）也可用于取得心肌灌注、冠状动脉成像的信息，但因为价格昂贵，并不常用。选择性冠状动脉造影是诊断冠脉病变的最有价值的有创性检测手段，可以显示直径小到100μm的冠脉分支，是决定介入治疗和手术治疗必须参考的指标。在造影的同时还可做冠状动脉内超声显像和冠状动脉三维成像。因此，这种方法是目前诊断冠心病的最可靠方法，被心血管科医生们称为"金标准"。另外，血心肌酶和心肌蛋白的测定是目前诊断心肌坏死的最常用方法之一，包括最早用的谷草转氨酶，到其后的乳酸脱氢酶及其同工酶，肌酸激酶及其同工酶，肌红蛋白、肌钙蛋白等。现在最常测定的是肌钙蛋白T或I和肌酸激酶-MB，它们能迅速准确地反映心肌梗死的发生。

伴随着诊断技术的发展，今天冠心病的治疗手段也越来越丰富和有效了，虽然目前人类还无法根治这一疾病，但与过去相比，冠心病患者的生存率和生活质量有了明显的提高。硝酸（亚硝酸）酯类药物是最早用于治疗冠心病的药物。早在19世纪人类就已使用亚硝酸异戊酯、硝酸甘油中止心绞痛的发作，直到今天我们还在使用这类药物。β受体阻滞剂、钙离子拮抗剂是继硝酸酯类之后有效治疗心绞痛的药物。今天的冠心病治疗，非常强调抗血小板药物和降血脂药的使用。大规模临床试验证据表明，阿司匹林、氯吡格雷或噻氯匹定等抗血小板药物以及他汀类、贝特类降血脂药物能稳定动脉粥样硬化斑块，延长冠心病患者的生命。今天，针对心肌梗死、链激酶、尿激酶、组织型纤维蛋白溶酶原激活剂，以及这些制剂的衍生物可用于溶解冠状动脉内形成的血栓。肝素、低分子量肝素或水蛭素等抗凝治疗措施在溶栓后短期使用能预防心肌梗死再发。经皮冠状动脉介入治疗（PCI）手术创伤小，能扩张狭窄的血管重建冠脉血流，使缺血的心肌得到再灌注，这项技术在近些年来的发展更是日新月异，已有十余种介入治疗方式成为今天冠心病治疗极为重要的手段。目前在我国大城市的应用率已达80%左右。2004年我国完成了此类手术约50000例，美国则完成了超过900000例。冠状动脉内支架安置术能减少冠脉介入治疗的早期并发症，改善晚期结果。在PCI中应用率达70%~90%，其中药物洗脱支架因效果较好应用率不断增加。外科手术治疗中，冠状动脉旁路移植术与经皮冠状动脉介入治疗一样，也能迅速重建冠脉血流，应用于治疗复杂的冠脉病变。20世纪末这项手术数达到最高峰，以后因PCI手术的广泛使用逐渐减少。但是，无论是经皮冠状动脉介入治疗还是冠状动脉旁路移植术，都无法避免术后重建的冠脉有可能再次发生粥样硬化而狭窄的可能性。因此，今天的冠心病治疗已开始重视针对危险因素的干预，如治疗代谢综合征，养成健康的生活方式、健康的饮食习惯，避免发生各种危险因素等。

冠心病的明天

现代医学从Heberden描述心绞痛的症状起至今已244年，人类对冠心病的认识已逐渐深入，并已形成了一套防治冠心病行之有效的方法，采用这些方法使有些国家冠心病死亡率正在下降。如美国自1968年以后改变卫生策略，采取了冠心病危险因素的综合干预措施，冠心病死亡率从1968年到1981年共下降了31.8%。在发达国家调查表明，冠心病发病率和死亡率在低收入阶层比高收入阶层更高，这可能与其高血压患病率、吸烟率高有关。世界卫生组织1998年公布的世界卫生统计年报表明，在总死亡率和心血管病死亡率中，无论男女，日本都居36个人群的末位。这可能与日本人食物中饱和脂肪酸摄入量低有关。可见，认为冠心病的增加是经济发展的必然产物并不恰当，冠心病是可以预防和控制的。

从目前我国的情况看，冠心病的主要危险因素正在增多。根据世界卫生组织（WHO）发布的《2018世界卫生统计报告》，在2016年全球有约1790万人死于心血管疾病，占全球死亡人数的31.4%，占慢性非传染性疾病（NCD）死亡人数的44%。根据《2016年中国心血管病报告》统计，我国冠心病患病人数是1100万左右。从死亡率看，2002~2017年我国总体冠心病的死亡率持续上升，其中农村居民的死亡率升高明显，接近甚至超过城市居民的死亡率。一方面农村居民的冠心病发病率有所上升，另一方面受限于支付能力及基层医疗水平，我国农村居民的冠心病治疗水平低于城市居民。此外，我国大概有3.3亿人抽烟；大城市如北京、上海人民的平均期望寿命已超过80岁，许多城市老年人口百分比增多，进入老年社会的行列。

2020年5月19日《医学论坛网》报道：《22%的北京中年职工患冠心病！200多万北京职工医保数据分析》文章指出：近期，一项针对200多万名45岁以上北京职工医疗保险理赔数据的分析显示，在北京中年（45~59岁）和老年（≥60岁）人中，冠心病的发生率均较高，分别为22.1%和56%。在中年人中，高血压患病率最高（49.6%），其次是关节炎（包括骨关节炎和类风湿性关节炎，44.6%），缺血性心脏病、糖尿病、慢性阻塞性肺病患病率分别为22.1%、20.6%、19.7%。在老年人中，关节炎患病率最高（67.5%），高血压次之（65%），缺血性心脏病、慢性阻塞性肺病、糖尿病的患病率也较高，分别为56%、37.6%、30.3%。

上述这些情况都有导致我国冠心病患者迅速增多的可能。但是，医学实践表明，这些危险因素又是可以防治的，我国政府已经开展心血管病的防治工作，通过宣传教育让广大人民群众认识这个问题，配合做好预防工作，冠心病是会减少的。

另外，随着生命科学和冠心病分子生物学的发展，治疗冠心病的方法必将增多，使现有的治疗手段得到充实而更趋完善。循证医学的发展将会使越来越多安全有效的药物应用于临床。以后基因治疗如果应用到作为多因素遗传性疾病的冠心病中来，根治冠心病也许成为可能。未来介入治疗中将会出现生物相容性更好的支架，成为药物和基因治疗载体，实施局部治疗，或者出现生物可降解支架，使支架在完成对冠状动脉支撑后自然降解，减少了金属支架对血管壁的损伤和刺激。未来还可以通过手术注射生长因子或定向分化的干细胞到缺血和坏死心肌，让新的心肌细胞替代受损细胞，改善冠心病患者的心脏功能。人工制造的组织工程化血管将被用来代替已发生粥样硬化的冠脉。也可能实施经皮原位冠状动脉搭桥术，用微创的方法拯救冠脉病变严重的患者……

现代医学已经发展到生物–心理–社会–环境模式，今后人类将更加重视疾病的预防。2020年，美国心脏病学会（ACC）年会与世界心脏病学大会同期举行（3月28~30日），受新冠肺炎疫情影响，会议由线下改为线上的虚拟会议，会议发布大量的心血管最新进展和诊疗经验。会议认为，包括心血管病在内的慢性非传染性疾病是"可以预防的"，"预防工作必须是全球防治非传染性疾病对策的基石"，提出了用"整个政府和全社会的努力，减少风险因素并创造促进健康的环境"，"加强国家政策和卫生系统"，"加强国际合作、研发工作，监测与评价"来应对非传染性疾病的挑战。对于冠心病，采用综合干预措施，需要政府、社会、医务人员以及公民的共同努力。我们可以乐观地相信人类战胜冠心病将是完全可能的。

附录二

冠心病相关通用检查项目及其临床意义

名称		正常值	异常值意义
血常规	白细胞计数	（3.69~9.16）×10⁹/L	增高提示炎症反应；降低时免疫力下降
	中性粒细胞%	50.0%~70.0%	增高提示炎症反应；降低提示细菌感染可能性低
	淋巴细胞%	20.0%~40.0%	增高提示病毒感染；降低提示病毒感染可能性低
	红细胞计数	（3.68~5.13）×10¹²/L	明显升高要考虑红细胞增多症；降低提示贫血
	血红蛋白	113~151g/L	明显升高要考虑红细胞增多症；降低提示贫血
	血小板计数	（101~320）×10⁹/L	增高时易于形成血栓；降低时出血风险增加
血糖及糖化血红蛋白	空腹血糖	3.90~6.10mmol/L	增高提示糖尿病可能；降低时脑部能量功能不足
	随机血糖	<11.10 mmol/L	
	糖化血红蛋白	4.7%~6.4%	
血脂	甘油三酯	0.56~1.70mmol/L	增高易导致动脉粥样硬化；降低无明确风险
	胆固醇	2.33~5.70mmol/L	增高易导致动脉粥样硬化；降低时脑出血风险增加
	低密度脂蛋白	1.30~4.30mmol/L	增高易导致动脉粥样硬化；降低无明确风险
	高密度脂蛋白	0.80~1.80mmol/L	升高无明确风险；降低易导致动脉粥样硬化

续表

名称		正常值	异常值意义
肝功能	谷丙转氨酶	10~64IU/L	增高提示肝功能受损；降低无明确风险
	谷草转氨酶	8~40IU/L	
	γ-谷氨酰转移酶	7~64IU/L	
肾功能	尿素氮	2.5~7.1mmol/L	增高提示肾功能受损；降低提示能量供给不足
	肌酐	53~97μmol/L	
	尿酸	160~430μmol/L	增高提示痛风风险高；降低一般无太大意义
血小板聚集率	PAGT-ADP1μmol 1′	9.89%~18.63%	增高时血小板聚集能力增加，易于形成血栓；降低时出血风险增加
	PAGT-ADP1μmol 5′	5.22%~20.34%	
	PAGT-ADP1μmol M	13.39%~22.87%	
全血黏度	低切10（1/s）	5.48~8.60　mPa·s	增高提示血液黏滞度增加；降低无明确风险
	中切60（1/s）	3.48~4.82　mPa·s	
	高切150（1/s）	2.93~4.11　mPa·s	
凝血功能	APTT	27.2~41.0s	增高时出血风险增加；降低时血栓形成风险增加
	PT	10.0~16.0s	
	INR	—	抗凝治疗时需检测INR
	Fg	1.8~3.5g/L	增高时血栓形成风险增加；降低时出血风险增加
	D-二聚体	<0.55mg/L	血栓形成早期D-二聚体明显升高

注：急性心肌梗死时血清酶动态变化的意义详见"诊断篇"中的表4-1。肌钙蛋白的正常值及异常值意义等详见"诊断篇"中"为什么要测定血清肌钙蛋白"等章节。

有助于诊断冠心病的常用特异性检查

诊断冠心病的手段很多，血液学检查、心电图、心脏超声、放射性核素显像、多层螺旋CT冠状动脉成像、冠状动脉造影和冠状动脉血管内超声等都是有效的手段（详见"诊断篇"各章节）。

（1）血液学检查　除急性心肌梗死外，血液学检测一般不用于冠心病的确诊。

（2）心电图　是一种简单而有效的检查手段，尤其是胸闷发作时的心电图可以发现心电图缺血性改变。

（3）冠状动脉造影　是诊断冠心病比较准确的方法，曾被称为"金标准"。血管内超声能直接看到血管病变的粥样斑块，为冠心病诊断提供最直接的证据，往往同冠状动脉造影一起做。两者结合是目前诊断冠心病真正的"金标准"。

（4）多层螺旋CT

（5）其他方法　放射性核素心肌显像是反映心肌灌注和心肌活力的一种方法。心脏超声和负荷心脏超声也是可以选择的办法。核磁共振的冠状动脉血管重建也是正在研究的新方法。

冠心病饮食禁忌

高脂饮食	动物性脂肪，如猪油、牛油、羊油；人造奶油；肥肉；油炸食品；黄油；肉皮
高胆固醇饮食	蛋黄；鹌鹑蛋；动物内脏，如猪肝、猪脑；目鱼；蟹黄
高糖饮食	甜食；饮料；冰淇淋；果酱
刺激性食物	生的葱姜、大蒜；过辣的食物
高盐饮食	咸鸭蛋；腌制食品，如咸菜、腊肉、香肠；罐头食品